Ryoichi Obitsu

人生100年時代を楽しく生きる

帯津式養生12か条

帯津良一 著

春陽堂書店

はじめに

がん治療の現場に身を置いて62年。ホリスティック医学に辿り着いたおかげで、養生に関心を抱くようになりました。養生とは生命を正しく養うこと。そのためには従来の体を労わって病を未然に防ぎ天寿を全うする。といった守りの養生では少し力不足です。そこで、日日、命のエネルギーを勝ち取っていき、死ぬ日を最高に、その勢いを駆って死後の世界に突入するといった攻めの養生に鞍替えしました。

そして、古今東西には「老子」、「荘子」から「サレルノ養生訓」まで万巻の養生書があります。これでは多すぎて的を射ることがむずかしくなります。そこで、江戸時代の三大養生書である貝原益軒《かいばらえきけん》の『養生訓《ようじょうくん》』
白隠《はくいん》慧鶴《えかく》の『夜船閑話《やせんかんな》』
佐藤一斎《さとういっさい》の『言志四録《げんししろく》』

の三冊を座右の書としました。

そして、それぞれからいくつかの事項を取り出して、わが養生の肝心要としました。すなわち、『養生訓』からは

①人生の幸せは後半にあり
②人生の三楽、道を行ない善を楽しむ。健康で気持ち良く楽しむ。
　長生きして長く久しく楽しむ
③家業に励むことが養生の道
④好きなものを少し食べよ
⑤酒は天の美禄なり

次いで『夜船閑話』からは

⑥「仙人還丹の秘訣」と呼ばれる呼吸法

⑦生きながらにして虚空と一体になる
さらに「言志四録」からは
⑧学は一生の大事
少にして学べば、則ち壮にして為すこと有り
壮にして学べば、則ち老いて衰えず
老いて学べば、則ち死して朽ちず
⑨養生の訣も、亦一箇の敬に帰す
これらをこつこつと果たして87歳。これからもナイスエイジングの道は続きます。

2023年5月吉日

帯津三敬病院名誉院長　帯津良一

目次

第3章　しびれと痛み

第4章 そのほかの変化

第5章 老いを認めて、なお楽しく生きる

第1章 「老化」ってなに？

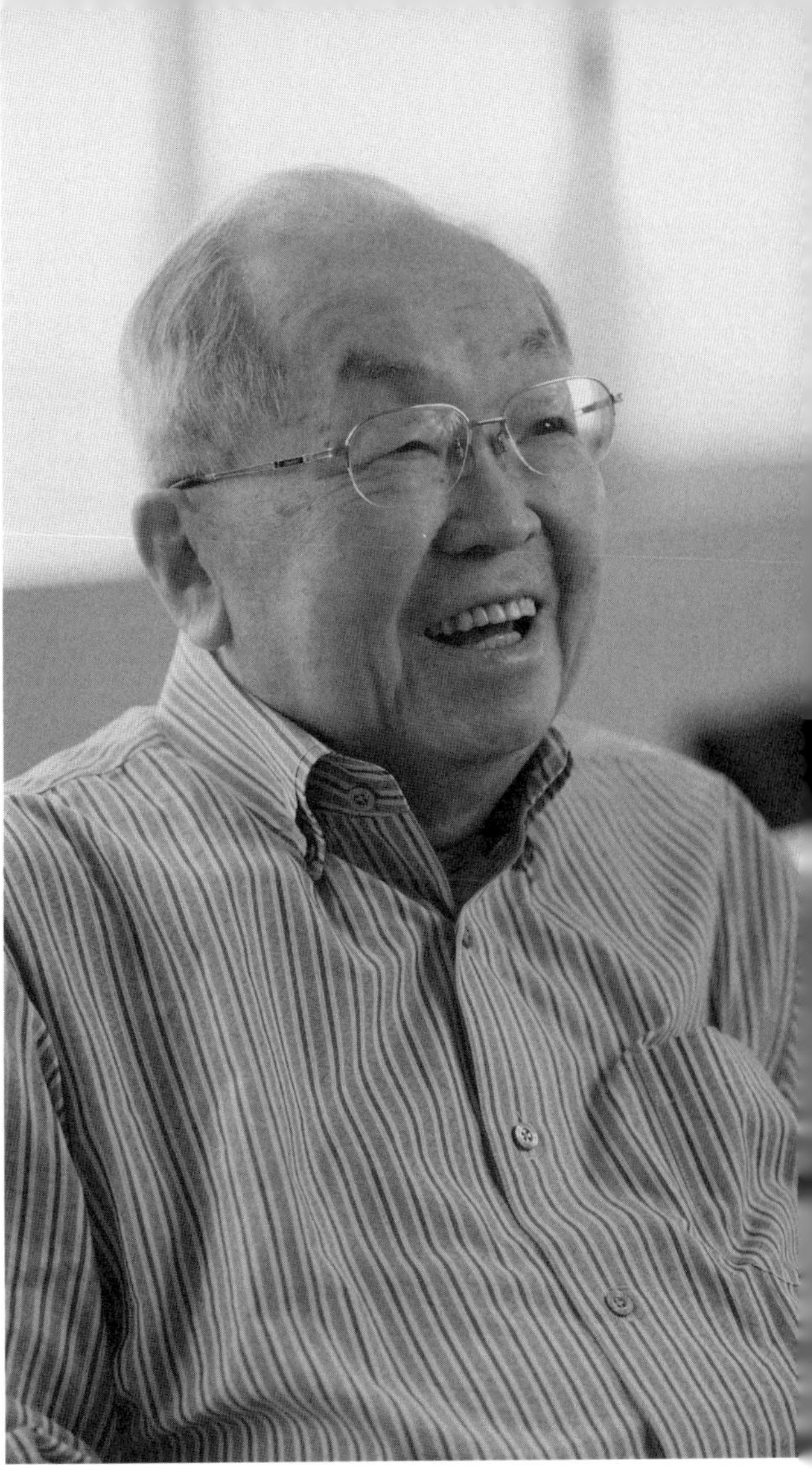

身体全体の機能が劣化する

老化とは、歳をとるにつれて生体機能が衰えること――『広辞苑』にそう書いてあります。年齢とともに徐々に進んでいく、身体の自然な変化の過程のことで、自然の摂理です。基礎代謝・循環・呼吸・腎・神経・免疫など多くの身体機能が低下しはじめ、疾患にかかりやすくなります。その老化によって身体に起こるさまざまな変化を、加齢現象（老化現象）といいます。

加齢とともに、身体中のそれぞれの臓器の機能、あるいは総合的な機能が低下していき、体温や血糖、免疫といった身体の状態を一定に保つことができなくなります。そして老化は、やがて死に至る過程現象なのです。

でも、特定の年齢になったから、誰でも同じように老化するというわけではありません。加齢現象が進んでいくにつれて、病的な変化（疾患）が現れてくる場合もありますが、これと、単なる加齢に伴う老化とは、区別して考えたほうがいいでしょう。

例えば、年齢相応の物忘れと、「認知症」、軽度の頸動脈肥厚《けいどうみゃくひこう》と、「脳梗塞」。老化なのか、医療の手が必要な疾患なのか……。

老化は、もともとDNA上にプログラムされているという考え方があります（エイジングプログラム）。

ヒトの正常体細胞をガラス器内で培養すると、50〜60回分裂したのちに分裂能力を失い、どのような増殖刺激にも反応しない増殖停止状態となります。このような分裂回数の上限（分裂寿命）に達した細胞は、老化細胞と呼ばれています。

高齢者の細胞ほど分裂寿命は少なく、分裂寿命と種々の生物種の最大寿命に正の相関があることから、細胞老化が個体老化のモデルになると考えられています（『南山堂医学大辞典』）。

老化のスピードや現れ方は人それぞれ

ヒトはなぜ老化するのか、老化を引き起こすメカニズムについては昔からいろいろな説が唱えられてきました。プログラム説（遺伝子説）のほかにも、エラー説、蛋白変性説、フリーラジカル説、免疫異常説、代謝異常説など、諸説あります。

同じ年、同じ月日に生まれた赤ちゃんでも、成長のスピードに違いがあるのと同様に、老化のスピードにも個人差があります。体の中の組織や細胞によってもそのスピードが変わってきますし、生活習慣やストレスなどの環境因子、遺伝的背景も加齢現象に影響するとされています。

一部の組織の老化が進んでも、他の組織は実年齢よりも若い、ということもあるでしょう。一部の遺伝子異常による早老症※が発現することも分かっています。

老化は、活性酸素によって起こる体の錆び、という説もあります（フリーラジカル説）。

確かに、活性酸素は、身体のさまざまな部分を錆びさせる原因の一つでしょうが、活性酸素が体内に生じる原因はさまざまです。呼吸で吸い込む酸素の一部が活性酸素になったり、車の排気ガス、たばこ、紫外線、激しい運動や心理的ストレスなども、体内に活性酸素の蓄積を誘発します。これらも、ヒトが老化する原因でしょう。

老化のスピードは40歳代から加速すると言われています。それは、40歳頃になると、活性酸素を取り除く「抗酸化酵素」の能力が急速に減少してしまうから、と考えられています。

このようなことから、老化に逆らうには代謝を抑え、活性酸素の蓄積を抑制することが有効であると考えられるようにもなりました。加齢とともに発症リスクが高くなる病気に、かからないように、健康寿命を延ばそうというアンチ・エイジング医学（抗加齢医学）も提唱されています。

しかし、体の内側にある臓器や器官、外側の肌や髪などが劣化する老化現象は、加齢とともに自然に起きるもの。加えて、遺伝的体質や生活習慣など、さまざまな要因が複雑に絡み合って大きく影響を受けるものです。

老化を確実に抑え込むことはできないだろうと思います。

では老化に逆らってがんばるのではなく、老化に身を任せ、よりよく老いていくために、老いとどうつきあっていけばいいのでしょうか。

まずは、敵を知ること。老化の姿を正しく理解する……。老いていくことをむやみに恐れない、怖がらない、嘆かない、でも侮ってはいけない、落とし穴にはまらないように、残りの自分の人生、思う存分老いを満喫するくらいの、余裕が持てたらいいのではないでしょうか。

人生100年時代、自分らしく堂々と、ここまで生きてきた自分自身を褒めてあげたいと思いませんか。

アンチ・エイジングではなく、ナイス・エイジング。野球の試合に勝った負けたと言うのではなく、所々で見られる巧妙な技に、思わず、「ナイス!」と声に出したくなる、その「ナイス・エイジング」です。

※早老症（そうろうしょう・早期老化症）とは、見た目の変化、老化の徴候が実際の年齢よりも早く進んでみられる疾患の総称のことで、その老化現象は急速に進んでしまうのが一番の特徴。およそ10の疾患が含まれるが、日本人に多いのは、ウェルナー症候群といわれるもので、国の指定難病になっている。

第2章 老化で身体にどんなことが起こるのか

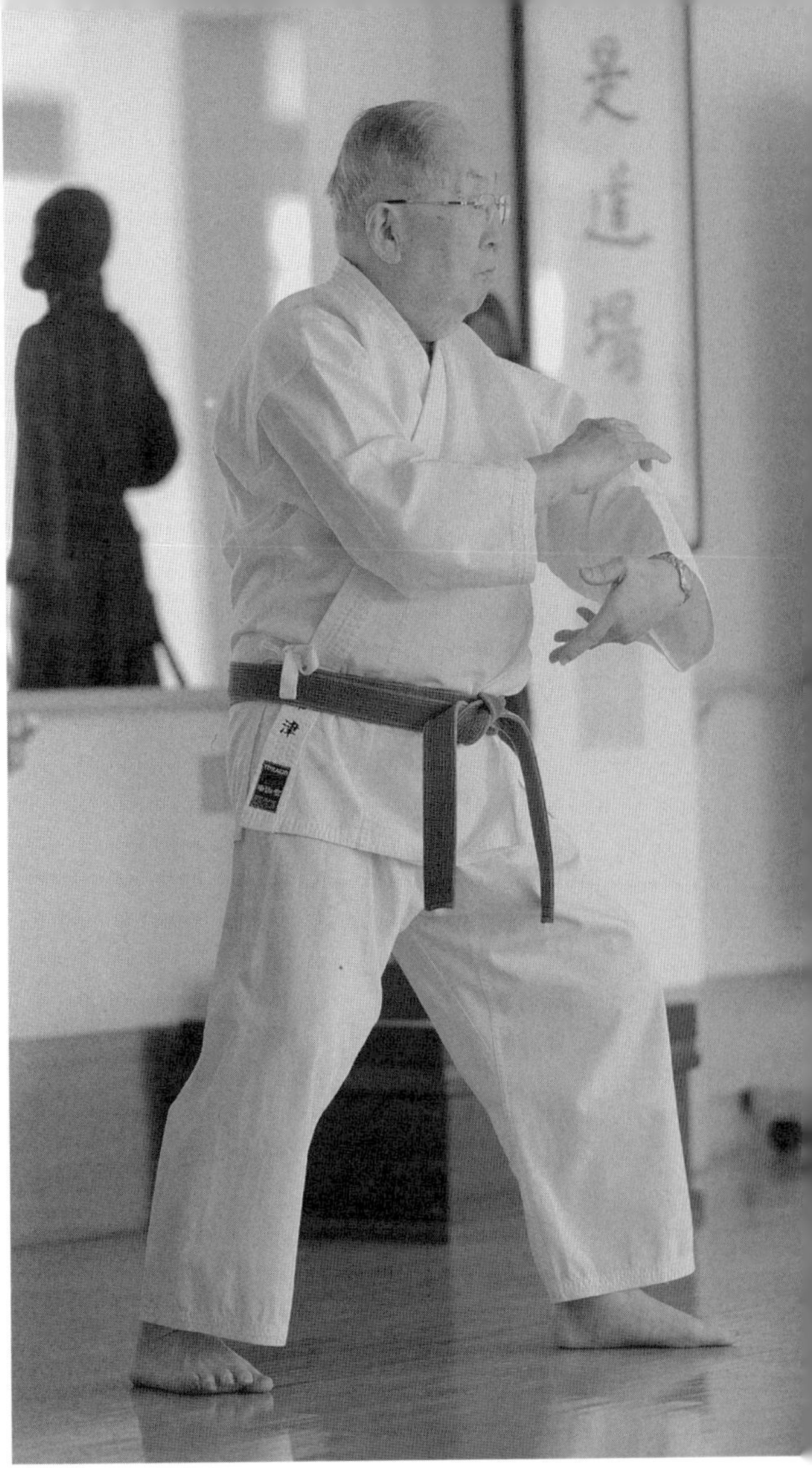

年齢とともに身体に起こるさまざまな変化、身体機能の低下が、単に歳のせいによる現象なのか、それとも、老化が原因であったとしても治療が必要な病気なのか。その見極めを知っておくことが大切でしょう。

原因は加齢でも、治療できるもの、対応できる方法もあるのです。歳をとったのだから仕方がないと諦めて、行動をセーブしてしまう人がいるかもしれません。自分の身体に起こっている変化を正しく理解して、きちんと向き合うことで、年齢に左右されない自分らしい毎日を取り戻せるはずです。

眼　老いを感じる第一歩は眼の変化

多くの人が最初に老化を自覚する明らかな兆候は、視力の変化、見え方の変化ではないでしょうか。加齢とともに、眼には、次のような変化が起こります。

水晶体が硬くなり、近くのものに焦点を合わせにくくなる。
水晶体の密度が高くなり、薄暗い場所でものが見えにくくなる。
光の変化に対する瞳孔の反応が遅くなる。
水晶体が黄色くなり、色の見え方・感じ方が変化する。
神経細胞が減少し、奥行きを認識する力が衰える。
涙液が減り、眼が乾く。

老視・老眼

歳をとるとほとんどの人は老眼の症状が現れ、拡大鏡や老眼鏡、あるいは、遠近両用眼鏡または可変焦点レンズの眼鏡が必要になります。しかしその時期や程度は、人それぞれ、個人差があります。

私は、86歳のときに老眼が急に進んで、眼鏡を作り替えました。少しは視力向上したものの、『広辞苑』や『南山堂医学大辞典』などの極めて小さな文字を読む際には、老眼鏡に加えて、天眼鏡も用いています。多少不便ではありますが、その一動作を加えれば、まだまだ自力で調べものができます。

手元が見えにくい

老眼※は、目のピントを合わす機能を持つ水晶体の弾力性や筋力が、老化によって落ちることによって起こります。

裸眼で、あるいは、眼鏡やコンタクトレンズで遠くが見える状態なのに、手元が見えづらい、細かい文字が読みにくい、というのが基本的な老眼の症状。多くの人は40代で、60センチメートルより近くのものを見るのが困難になっているのに気づくと言われます。

加えて、暗い場所で見えにくい、眼が疲れるなどの変化がでてきます。

最近の40歳代は、まさに壮年で、老いとはほど遠いと思われますが、身体的に若々しくて元気な人でも、老眼鏡だけは使用せざるを得ない、そんな人も多いのではないでしょうか。

こういう視力の変化は、水晶体が硬くなるために起こります。水晶体は、若い頃はその形を変えて、目の焦点を合わせようとしますが、水晶体が硬くなると、近くのものに焦点を合わせにくくなります。

人間は「眼の動物」といわれるくらい、五感のなかで、とくに視覚に頼る生活をしています。一日中、パソコンやスマホの画面を見る機会が多い昨今、細かい文字を見続けていると、早く老眼の症状が出てくるのかもしれません。

ところでおもしろいことに、いちばん早く老化がはじまる代わりに、その矯正がいちばん適切にできるのも眼なのです。

「老眼鏡をかけておれば、それほど不自由しない」と、河合隼雄《かわいはやお》さんも言っています『「老いる」とはどういうことか』（講談社＋α文庫）。

近視、遠視の人は当たり前のように、眼鏡やコンタクトレンズで視力を矯正します。それと同じように、老眼も眼鏡で対処すればいいのです。40代、50代の働き盛りの人はもちろん、70代も80代も、眼鏡でおしゃれを楽しみながら、視力を矯正すればいいのです。

※老眼とは、歳をとって近距離のものが見えにくくなること。水晶体の弾力の欠乏により、目の調節ができにくくなるために起こる。老視（広辞苑）　老眼鏡　老眼の補強に用いる。普通は凸レンズの眼鏡（広辞苑）

明るくないと見えづらい

手元が見えにくい老眼に伴って感じる変化のひとつに、ものを見るのにより明るい光が必要になることが挙げられます。

加齢によって水晶体の密度が高くなると、眼の後ろにある網膜に届く光が少なくなります。光を感じる網膜の感受性が低くなるので、例えば読書をするのに、より明るい光が必要になります。平均的に、60歳の人が読書する場合は、20歳の人の3倍の光が必要だとも言われています。

青い文字は読みにくい

もうひとつが、色覚の変化です。水晶体が黄色みを帯びてくるために、色の感じ方が変わります。暗く見えるようになり、色のコントラストを見分けるのが難しくなります。例えば、青色の文字は灰色っぽく見え、青い印刷や背景が色あせて見えるのです。

高齢者は、青い紙に書かれた黒い文字、または青やきみどり色の文字がとても読みにくいのです。

光への反応が鈍くなる

光の変化に対する瞳孔の反応も鈍くなります。

瞳孔は周囲の明るさに応じて広がったり狭まったりして、入ってくる光の量を調節します。高齢になると瞳孔の反応が遅くなるので、突然暗い部屋に入ると、すぐには鮮明に見ることができません。逆に、急に明るい場所に入ったときにも、一瞬見えなくなります。反応が遅くなるのです。

高齢者は、眩しさにも敏感になりますが、この場合は、水晶体の一部の濁りか、白内障のためかもしれません。

影や色調など、細部を見分けることもより困難になります。ものの認識の仕方にも影響を及ぼし、距離の判断を難しくします。

動体視力も、恐ろしく落ちます。走る電車の窓から、通過する駅のホームにある駅名看板の文字を、読み取ることができません。若いときは平気で読めていたのに……、無理ですね。高齢者の車の運転が危ないのは、こういうことでしょう。

飛蚊症

高齢者は、視野の中で動く小さな黒い点が増加することがあります。飛蚊と呼ばれるこれらの小さな点は、正常な液体が眼の中で固まったものです。飛蚊症は、黒い点が視野を著しく妨げるものではないので、急に数が増えなければ、心配する必要はありません。

ドライアイ

眼の表面を滑らかな状態に保つ液体をつくる細胞が、加齢とともに減少するために、眼が乾きやすくなります。涙の生成量が減少するのです。

目がショボショボして、開けているのがつらくなります。痛くなったり、疲れやすくなったり、疲れやすくて見えにくいのも特徴です。

白目が黄色く

高齢になると、白目の部分（強膜）が黄ばんだり、茶色に変色したりします。この変化は、長年にわたり紫外線や、風、ほこりなどの外気にさらされた結果として起こるのだそうです。白目に不規則な色のシミが現れることもあります。

老人環（灰白色の環）

よく見ると、眼の表面にぶよっとした灰色の環が現れることがあります。この環はカルシウムとコレステロールでできていて、視力には影響はありません。

外反

歳をとると眼の周りの筋肉が弱くなって、瞼が伸びるので、眼球から下まぶたが垂れてくる人がいます。外反というこの状態は、眼球の潤滑を妨げ、ドライアイの一因となります。

眼が奥に引っ込む

眼の周りの脂肪量が減少するために、眼が奥に陥入したように見えることもあります。高齢者は身体だけではなく、顔も全体に脂肪がなくなって、痩せた感じがしますから、眼の周りも同様です。

こういう見た目の変化も、ぜんぶ加齢によるものです。老けた顔つきになったように見えるかもしれませんが、明るい表情でカバーできるかもしれません。

《高齢になるとかかりやすい治療が必要な眼の病気》

白内障

『広辞苑』の説明によると、白内障とは、眼の水晶体が灰白色に変わって、濁りが出る病気。主として老人性のもので、先天性・糖尿病性・外傷性・赤外線による職業病性のものなどがある。（しろそこひ）——とあります。

白内障は眼の病気ではあるけれど、歳をとればだれでもそうなる可能性があるので、比較的受け入れやすい病気と言えるかもしれません。

明るいところで見えにくい、眩しい、暗いところでもよく見えない、見え方に違和感があるなど、さまざまな症状を感じますが、眼科を受診すれば、とくに大変な検査をしなくても診断がつきます。

白濁の状態がひどくなったら、最終的な治療法は手術です。

その手術は、白く濁った水晶体を取り出し、代わりに眼内レンズを入れるのが一般的。

点眼薬などによる部分麻酔で15分から30分くらいで終了します。手術後には驚くほど見え方が改善して、ほとんどの人は元気に活動を再開します。

60代後半から70代の同世代の人たちが集まると、話題は体調のこと、病気のことが多くなりますが、なかでも白内障の話で大いに盛り上がるのではないでしょうか。

比較的早い年齢で、すでに手術を受けた人、今まさに宣告されてドキドキの人、「私はまだ大丈夫」なんて安心している人、同じ年齢でもさまざまな段階があり、病気ではあるけれど、それほど深刻にならずにすむのは、白内障の手術が日帰りでできるくらい進歩しているからでしょう。

白内障手術を受けた人の武勇伝が、まだしていない人に伝わったり、経験者同士のつながりができたり、白内障の話ひとつで、同世代の絆が生まれることもあるのかもしれません。

緑内障

眼球の圧力（眼圧）が異常に亢進《こうしん》した状態。種々の原因があるが、過労・睡眠不足なども誘因となる。霧視、虹輪視（灯火の周囲に虹のような輪を見る）・眼痛・頭痛があり、重症では失明することも。視力を失った瞳孔の色がみどり色に見えるので、この名前がある。（あおそこひ）――と、『広辞苑』に書かれている緑内障ですが、中高年に起こる代表的な眼の病気のひとつです。

視神経に障害が発生して、視野が狭くなります。片目ずつに起こるので、かなり進行するまで自覚症状はほとんどありません。

一度障害を受けた視神経は元に戻りません。だから、緑内障は治せません。同じように中高年齢の人がかかりやすい眼の病気でも、白内障に比べると、やや深刻な感じがするかもしれません。

視神経がダメージを受けてこれ以上視野が狭くならないように、点眼薬で眼圧を下げるのが治療の基本となります。それでも視野欠損が進行する場合には、レーザー治療や外科的治療を行います。緑内障は、一度発症したら一生付き合っていかなくてはならない病気です。

自覚症状がなくても定期的な健診で早期に治療を開始し、できるだけ進行を遅らせるのが対処法。糖尿病などの合併症で発症するケースもあるので、若い頃からの生活習慣病の予防が大事だというわけです。

加齢黄斑変性

黄斑《おうはん》（macula）に生じる異常な加齢変化の総称であり、主として網膜上皮、ブルッフ膜、脈絡膜、毛細血管板の異常な加齢変化による多因子遺伝性疾患であり、ＡＲＭＳ２、ＣＦＨなどの遺伝子多型が報告されている。喫煙がリスクファクターで、推定患者数は２０１３年には84万人、50歳以上で発病し、男性に好発、高齢者には両眼発症が多くなる——というのが、『南山堂医学大辞典』で記されている加齢黄斑変性の説明です。

黄斑というのは、瞳孔と相対する網膜上にあるやや黄色の斑点。径３ミリメートルの楕円形をなし、その中央に中心窩がある。網膜中もっとも視力鋭敏な部分、黄点のこと――と『広辞苑』に出てきます。

ヒトがものを見るとき、網膜は目の中に入ってきた光を刺激として受け取り、その信号を脳に送るために視神経に伝達します。網膜の中心部分が黄斑で、その組織が、加齢とともにダメージを受けて変化し、視力の低下を引き起こす病気が加齢黄斑変性です。黄斑に異常があると、ものが歪んで見えたり、中心が黒く見えたり、視力が低下したりします。

加齢黄斑変性の症状を発見するのに便利な、アムスラーチャート（格子状の表）と呼ばれるチェックシートがあります。

約30㎝離れた距離から、その表を片目ずつ見て、線がゆがんで見えたり、中心が暗く感じたりしないかを確認します。簡単に自己判断できる方法ですから、時々検査してみるといいかもしれません。

加齢黄斑変性には「萎縮型」と「滲出型」の2種類があります。黄斑の組織が加齢によって萎縮するのが「萎縮型」ですが、症状はじわじわとゆっくり、細胞レベルの変化で進行するので、治療法はありません。定期的に通院して経過観察をするだけです。

「滲出型」は網膜のすぐ下に、正常の網膜にはない新生血管が生まれ、この血管が黄斑にダメージを与えて視覚障害を起こします。日本では、この「滲出型」が7〜8割を占めますが、新生血管を潰すことで、ある程度進行を抑えることができます。

新生血管を沈静化させる薬を硝子体内に注射する治療法が一般的ですが、その他にも、光に反応する薬剤を体内に注射して、その薬剤が新生血管に到達したときに弱いレーザーを照射して新生血管を破壊する「光線力学的療法」や、新生血管をレーザーで焼く「光凝固術」などで新生血管を破壊し、黄斑へのダメージを食い止める外科的治療もあります。

加齢黄斑変性は、高齢者に多く見られる眼の病気ですが、きちんと受診して診断がつけば、治療できます。

耳　耳が遠い、聞こえが悪い

年齢とともに確実にやってくるのが、聴覚の変化です。いつの間にか、テレビの音が聞き取りにくくなった、バイオリンの明るい響きが、籠もった音で聞こえる、とくに高い音が聞き取りにくいのは、老化によって現われる耳の症状のひとつです。

加齢性難聴（老人性難聴）

高い音が聞こえにくい

加齢によって起こる難聴のことで、年齢以外に特別な原因がないものを加齢性難聴と言います。加齢性難聴は誰にでも起こる可能性があります。

原因は、音を電気信号に変え、神経を通して脳に伝える役割の有毛細胞が加齢とともに減少することです。

同じ条件で聞こえの調査をしてみると、20歳代の人は、音が小さくても、低い音・高い音どちらも十分に聞き取れますが、50歳代になると高い音が聞こえにくくなり、70歳代では音が大きくても高い音が聞こえにくいことが分かります。

一般的に聞こえにくさを感じはじめるのは50歳ごろからで、65歳を超えると急に増加すると言われています。その頻度は、60歳代前半では5~10人に1人、60歳代後半では3人に1人、75歳以上になると7割以上という調査報告もあります。

会話中に何度も「エ?」「なあに?」と聞き返す程度なら、正常の部類に入ります。テレビやラジオのボリュームが「大き過ぎる」と、家族に指摘されるようになったら、軽度の難聴の可能性があるかもしれません。

銀行や病院などで自分の名前を呼ばれたのに気付かない、聞き逃してしまうことが多ければ、中等度の難聴、目の前の電話の着信音が聞き取れないのは、高度の難聴かもしれない……、というのが大まかな判断基準です。

騒々しい場所での会話が苦手

日常生活の聞き取りで困ることがあると、家族に心配されて補聴器を作ろうと店に連れていかれるという話をよく聞きます。

その前に、軽度の難聴であっても、まず耳鼻科の受診が必要です。補聴器は、耳が遠い人の治療法ではありません。難聴には治るものと治らないものがあります。治療できない、治らない場合に補聴器で補うのですから。

多くの高齢者は、大勢の人がいて騒々しい場所では、相手が自分に何を話しているのか、よく聞き取れません。低めの声でも、相手の言葉がモゴモゴと籠もって、何を話しているのかよく分からないのです。

「うん」「うん」と頷いて、通じてるように振る舞っても、高齢者には、実際には正確に聞こえていないことがあります。そうなると、人と会って会話をするのがおっくうになることもあるでしょう。

そういうことが続いて引きこもってしまうと、認知症に進んでいくという研究報告もあります。脳の活性化のためにも、会話することは大事なのです。

私は、およそ10年前に補聴器を用いるようになりましたが、喧噪の中では周囲の雑音を拾ってしまい、かえって聞き取りにくいのです。講演のあと、フロアからのマイク越しの質問が、よく聴き取れないといった不便に悩まされています。それでも堂々と、「聞こえづらいので、もう一度お願いします」と正直に伝えた方がいいと思っています。加齢性難聴は、恥ずかしいことではありません。

耳鳴り

実際には音がしていないのに、「キーン」「ピー」「サー」などの高い音や、「ゴー」「ジー」といった低い音が聞こえてしまう経験のある高齢者は多いと思います。これが「耳鳴り」です。

耳鳴りは大きな音を聞いた後や、飛行機に乗ったとき、水泳をした後などに、経験したことがある人はたくさんいると思いますが、症状によっては耳に関連する病気が原因で発生していることもあります。

高齢者の耳鳴りの原因は、突発性難聴、メニエール病や、薬の副作用などが考えられます。高血圧や自律神経失調症、ストレスや不眠などに起因して起こることもあると言われています。

老化現象のひとつとはいえ、耳鳴りが続くようなら一度耳鼻科を受診した方が良さそうです。

めまい

高齢者のめまいは診断が難しい

一般的に、高齢者はめまいを起こしやすいと言われます。その理由は、平衡感覚の衰えにあります。

高齢になると、内耳や前庭神経、前庭神経核、大脳皮質などの神経系が変性していきます。そのために平衡感覚の情報をうまく処理できず、めまいを起こしやすくなるからです。

血圧を調節する能力も衰え、血圧の変動も激しくなります。その結果、脳幹や視床、大脳皮質に酸素や栄養が十分に送られなくなり、めまいを起こしやすくなります。

また、高血圧や糖尿病、動脈硬化症など、さまざまな病気が起こってくるので、それらの治療薬を何種類も服用していると、病気や薬の副作用によるめまいを頻発することもあります。

高齢者のめまいは、原因が簡単に分からないのが特徴です。若い人なら、難聴や耳鳴りが伴っていれば、耳に原因があるとわかります。ところが高齢者は、もともと耳鳴りがあったり、以前から難聴だった人もいます。こういう状況でめまいが起こったとしても、必ずしも耳に原因があるとはいえません。

めまいの感じかたも、いろいろです。回転性のめまいが起こるような病気であっても、揺れるようなめまいとして感じることがあります。診断が難しいのが高齢者のめまいです。

私は若いころ、突発性難聴と関連して、しばしばめまいに見舞われましたが、ホメオパシー※のレメディ（薬）のコッコルス（cocculus）で、なんとか凌いできました。ここ20年ばかりは、めまいは一度も起こっていません。

だから、私のめまいは、老化現象ではないのだろう、と思っています。

※ホメオパシー　127ページ参照

起立性低血圧によるめまい

座った位置から急に立ち上がったとき、最高血圧が20ミリHg以上低下するのを、起立性低血圧といいます。

若い人は、急激に血圧が下がると顔が青ざめ、冷や汗が出て倒れてしまうことがあります。それに比べて、同じように激しく血圧が低下しても、高齢者に現れる反応は弱いのです。一方で、血圧がちょっと下がっただけでも、めまいを起こしやすくなります。

めまいを感じるのは、大脳皮質の頭頂葉の第2野の周囲です。ここは、前大脳動脈と中大脳動脈の境にあり、心臓から遠いので、血圧が下がって脳の血液循環量が低下すると、まっ先に影響が出ます。その結果、めまいが起こります。

特に高齢者は血圧を一定に保つ機能が衰えているために、急に立ち上がるとすぐ血圧が下がり、めまいを起こしやすくなります。

起立性低血圧の原因として考えられるのが、血液が脚にたまってしまうことです。

本来、座った位置から立ち上がるとき、神経の末端からノルエピネフリン（ノルアドレナリン）という物質が放出されて脚の血管を収縮させます。そうやって血液が脚にたまるのを防いでいますが、この反応が衰えてくると、立ち上がったときに血液が脚のほうへ流れ、脳に流れる血液が減るためにめまいがすることも。

健康で体力に自信があっても、高齢になったら急に立ち上がらない、急に振り返ったりしない、急な動作をしないように気をつける必要があるでしょう。立っているときにめまいが起こりそうになったら、軽く足踏みをして、脚の血流をよくするといいでしょう。

口腔（口の中）　口は災いのもと？

「食べる」「呼吸する」「話す」「笑う」など、生命の維持や人間らしい暮らし、表情をつくる器官として、大切な役割を担っているのが、口です。その口の中にある歯や歯肉、舌なども、加齢とともに、他の臓器と同じように変化が見られます。その変化によって、さまざまなトラブルも起こりやすくなります。

歯　黄色っぽく、短くなる

ちゃんと磨いていても、歳をとると色素が沈着して歯が黄色くなります。煙草は吸わないのに、ヤニのような色が付着していることもあります。最近は、そんなシニア世代をターゲットにした、歯を白くするアイテムがよく売れているということも聞きます。

歯のエナメル質がすり減って、歯が短く小さくなってしまったように感じることもあるでしょう。もろくなって欠けやすく、ひびが入ることもあります。

歯肉　歯が伸びる？

年齢とともに歯茎が縮んで、弾力性がなくなるから、歯が長くなったように見えます。歯茎が痩せると、歯と歯の間に隙間ができて、食べかすがつまりやすくなります。唾液量も減るし、お茶を飲んだくらいでは口の中がすっきりしない、食事のあとに爪楊枝が手放せないのは、仕方がないのです。

食べかすが歯に挟まったまま、なかなか取れないから、むし歯になりやすくなったり、義歯の安定感が悪くなったりします。

歯肉の病気、歯周病は、むし歯と同様、自分の歯を失う大きな原因です。

くちびる　薄くなったような気が

萎縮して弾力性がなくなります。口を大きく開けにくくなり、口角びらん※を起こしやすくなります。

※口角びらんとは、口の端、口角にただれやひび割れなどの症状が出現した状態のこと。

唾液腺　口の中が乾く

唾液腺が萎縮し、唾液の分泌量が低下します。口の中が乾くと自浄作用が低下するので、口の中が汚れやすくなります。若い頃以上に気をつけないと、口臭や虫歯、歯周病の大きな原因になります。

咀嚼がうまくできなくなり、嚥下障害を起こしやすくなることもあります。口腔の乾燥はさらに味覚の衰えにつながります。

口の中全体の感覚が鈍くなる

何気なくご飯を口の中に放り込んで、普通に食べているつもりでも、何かの拍子に口の中の壁をかみ切ってしまったり、喉に詰まったり、思いがけないトラブルが起こることがあります。

高齢者は、口の中全体の感覚が鈍くなっていますから、痛みもあまり感じないし、傷ができても自覚症状が乏しく、発見が遅れて症状が悪化しやすくなります。

50代ごろから、舌にある味蕾《みらい》（食べ物の味を感じる小さな器官）の感受性が鈍くなります。甘味・酸味・苦味・塩味は、それぞれ別々の味蕾が担当していますが、感じ方の変化は、苦味や酸味よりも甘味と塩味に影響が出るようです。微妙な甘さ・塩加減を感じにくくなるということでしょうか。

鼻粘膜が薄くなって乾き、鼻の神経終末が変性するため、嗅覚も徐々に衰えはじめます。味覚も嗅覚も、どちらも食べものの風味を十分楽しむのに必要な感覚です。変化はわずかですから、通常はあまり変化を感じられませんが、微妙な匂いに影響を及ぼします。

高齢者は一般的に、食べ物が苦く感じられる傾向があり、匂いの少ない食べ物では味が薄く感じることもあるようです。

食べる　咀嚼・嚥下

「食べる」という行為は、食べ物を認識してから、口の中に取り込み、咀嚼し、飲み込み（嚥下)、咽頭・食道を経て胃へ送り込むという、一連の機能でなりたっています。

若いときは、ひとつひとつの行為を意識することなく、食べ物はスムーズに身体に取り込まれていましたが、高齢になってそれぞれの機能に衰えが出てくると、思わぬトラブルが起こります。咀嚼・嚥下の流れは、十分に認識しておく必要があります。

食べることのスタートは、まず食欲を感じること。唾液を分泌して消化管の運動を促すなどにつながる、大切な段階です。

口の中に入れた食べ物は、舌と歯を使って咀嚼され、唾液と混ざり合って嚥下しやすい形になります。そして、舌を口蓋(前歯の裏)に押し付けて、食塊を後方の咽頭に送り込みます。

口腔期の動きを円滑に行うためには、味覚や触覚、温かいとか冷たいとか、痛いとかを感じる感覚が保たれていることも必要です。

食べ物は咽頭から食道へ運ばれます。この咽頭を通過する時間は、ほんの0・5秒以内と一瞬ですが、ここが「誤嚥」が起きる大事な段階です。嚥下のポイントといえます。

そして食道に送り込まれた食塊は、蠕動運動によって胃へ運ばれます。このとき、食道上部の上食道括約筋が咽頭への逆流を防ぎ、食道下部の下食道括約筋が胃・食道への逆流を防ぎます。

のどの健康に気を配る

のど（咽・喉）の語源は、のみど「飲門」だそうで、鼻から食道につながる部分の「咽頭」と、気管につながる「喉頭」、食物を飲む門と、空気を飲む門の両方を持っています。食べる、飲む、呼吸する――、私たちは毎日、毎日、知らないうちにのどを酷使しているのです。

ウイルスなどが侵入してくると、真っ先にのどがやられます。身体全体がやられる前に、まずのどが外敵を受けとめて、警告を発するという意味もあるのでしょう。

のどの不調には、敏感でないといけません。私は、のどには細心の注意を払っています。少しでも異変を感じたら、葛根湯などを飲むようにしています。どこで何をしていても、あれ！　ヘンだな、と思ったら、葛根湯のエキスを飲みます。このおかげで、20年間、大きな風邪をひいたことがありません。

ただし、喉が痛いなど明らかな症状が出てきたときはもう遅いのです。その前の、予兆を感じ取らなくてはいけません。常に、のどの違和感に直感を働かせることができるように、感覚を研ぎ澄ませておく必要があります。

のども、老化の影響を受けます。食物を飲む門と空気を飲む門の機能の区別が曖昧になってしまうのです。食道に行くべき食物や唾液が、気管の方に入ってしまい、肺炎を起こしてしまうこともあります。

私は常に、のどは弱い存在であることを心に刻んで、のどをいたわるように心を配っています。

誤嚥性肺炎は顕著な老化現象

『南山堂医学大辞典』によると、誤嚥性肺炎とは、唾液、食物、胃液などを口腔内常在菌とともに下気道に吸引し起こる肺炎のこと。

嚥下には大脳基底核が大きく関与しているため、その部分に脳梗塞を起こした人は、誤嚥性肺炎の発症率が高いと言われています。

誤嚥には、多量に誤嚥する「顕性誤嚥」と、気が付かないうちに微量の誤嚥を繰り返す「不顕性誤嚥」とがあります。高齢者で頻度が高いのは、不顕性の誤嚥による肺炎です。

高齢になると、唾液の分泌量が低下し口腔内に細菌が増殖しやすくなります。その上、歯の欠損、舌の運動機能の低下、咀嚼能力の低下、口腔感覚の鈍化などにより、咽頭への食べ物の送り込みが下手になります。こういう多くの要因が絡み合って、誤嚥しやすくなるのです。

おしゃべりしながらお茶を一口飲んだだけで、気管や気管支のほうに入ってしまいせきこむ、などはしょっちゅう経験することでしょう。

嚥下反射や咳反射が低下しているから、ちょっとした誤嚥が続くと口腔内の雑菌が気管や気管支に入り、気付かないうちに肺炎まで引き起こす事態になります。

誤嚥性肺炎に特有な症状はなく、他の肺炎と同じですが、老化現象のひとつであることは明らかです。特に高齢者の場合は、脳梗塞の後遺症やパーキンソン病などの神経疾患を抱えている人が多いので、肺炎を発症するリスクがさらに高まります。

歳をとるほど重要になる口腔ケア

さまざまな能力が衰えてきた高齢者にとって、今までまったく無意識に行われてきた食べるという基本的な流れの中でも、重大なトラブルに見舞われることがあります。すでに介護が必要になっているお年寄りのことだけではありません。自分ではまだ少しも衰えていないと思っている、高齢者の入り口にいる人たちこそ、大事に至る前に気をつけておきたいポイントでしょう。

口の中のケアを実践して口腔内の健康が維持できれば、自分の歯でしっかり噛んで好きなものをおいしく食べることができる、充実した食生活を送ることができます。

よく噛むことで脳の血流が増え、脳神経細胞の働きが活発になるので、認知症予防にもつながるなど、想像以上によい影響を及ぼします。

高齢になっても、おいしくて楽しい、安全な食生活を送るために、口腔ケアは、介護予防の第一歩。高齢者の身体にこうした変化があることを踏まえて、口腔ケアを行うことの重要さが言われるようになってきました。

8020運動

75歳以降の後期高齢者は、残っている自分の歯の数が平均16本、約3割の人が総入れ歯を使っているそうです（2016年の全国歯科疾患実態調査）。成人の歯の数は28本、親知らずが全部生えていれば32本ですから、歯の喪失は、年齢が高くなるほど進みます。

「80歳になっても20本、自分の歯を残そう」という「8020運動」が提唱されたのが、1989年。当時の厚生省と日本歯科医師会が推進して、この運動が始まりました。ちなみに今、80歳の平均歯数は15・2本だそうです。

この数は、あくまでも平均値です。80歳の人が全員、自分の歯が15本あるわけではないのです。20本ある人もいるけれど、全部入れ歯とか、数本しか残っていない人もいる――

どうも2極化の傾向があるようです。

奥歯を全部失った高齢者は、奥歯が揃っている高齢者に比べて動脈硬化になるリスクが2倍に高まるという研究報告（2015年）が紹介されていました。

奥歯のない人は、動脈硬化の予防にいいと言われている繊維質が多い野菜や、貝類、魚の干物などが食べにくいので、それらを避ける傾向にあります。硬いものもだんだん食べなくなり、栄養バランスも偏ってきやすいので、動脈硬化を引き起こしやすくなるのでしょう。

また、別の調査では、健康な70代の女性で、入れ歯のグループの人は、自分の歯が20本以上あるグループに比べて、肥満傾向が強いという結果が出たそうです。

総入れ歯の人はそうでない人に比べて、肥満・脂質異常症・糖尿病・高血圧などになりやすく、脳梗塞や心筋梗塞を発症したとき、より重症になりやすい傾向にあるとも聞きます。

残っている歯が多い人ほど、またはすでに自分の歯を喪失しても入れ歯やインプラントなどで、口腔機能を回復できている人は、認知症になりにくく、転倒リスクも少ないということが、各種の疫学研究からわかってきています。

皮膚 シワ、シミが目立ってくる

柔軟性が失われて乾燥

歳をとると、一般的に皮膚は薄くなり、弾力を失って乾燥します。そして、細かいシワがよって、きめが粗い荒れた感じになります。症状に程度の差はありますが、これには、長年日光にさらされてきたことが大きく関与していると言われます。同年代の人より若く見える人がいたら、強い紫外線に当たらないように、長年気をつけてきたのかどうか、聞いてみるといいかもしれません。

高齢者の皮膚は、皮膚を強くする繊維状の組織・コラーゲンと、皮膚に弾力性を与えるエラスチンの生成が減少するために、柔軟性が失われて乾燥したり荒れやすくなります。

皮脂の脂分の分泌も減り、皮下脂肪の層も薄くなります。この層は皮膚のクッションとして働き、外からの刺激を守り皮膚を保護するバリア機能の役割があります。皮下脂肪には体の熱を逃がさないという働きもあります。歳とともにその層が薄くなるため、シワができやすく、寒さにも弱くなります。

皮膚にある神経の末端部分の細胞の数も減るので、痛み、温度、圧力などに対する感受性が鈍ります。

汗腺や血管の数も少なくなり、暑さに対する反応力が低下、皮膚の深層部の血流が減少します。その結果、体の内側から表面まで血管を通して熱が移動しにくくなり、体内から逃げる熱が少なくなるため、体が冷えにくくなります。

だから、高齢者は熱中症など高温に伴う病気のリスクが増加するのです。血流が減少すると、皮膚にトラブルが起きても、自分で治癒回復するのが遅れる傾向があります。

回復力がなくなる

色素産生細胞（メラノサイト）の数も年齢とともに減る傾向があるので、紫外線から身を守る力も低下します。齢をとると、手の甲や頬など、長い年月日光にさらされてきた部分に、大きくて茶色い斑点《シミ》が現れる人がいます。これはおそらく、老廃物を取り除く皮膚の能力が衰えたためです。

また、日光を浴びたときにビタミンDを形成する皮膚の能力が低くなります。高齢者は、ビタミンD欠乏症※のリスクが増すとも言われています。

古い肌の細胞を新しい細胞に入れ替えるターンオーバーが、老化によって正常に機能しなくなるから、肌の荒れや損傷が回復しにくいのです。

私は、年齢のわりに肌がきれいだとよく褒められます。講演が終わったあと「先生の肌がきれいなのは、気功のせいですか」と質問されることがあります。私が気功を欠かさないということを、よくお話しするからですが……。

そんなとき私は、「ハア、お酒を毎日飲んでいるからではないでしょうか」と答えていますが、実際のところは分かりません。

気功歴50年ともなれば、それもあずかっているかもしれないし、休肝日無しで50年となれば、これも貢献しているかもしれません。さらに、80歳で亡くなった母親も肌がきれいだったことを思うと、遺伝的な素因なのかもしれませんね。

※ビタミンDが欠乏すると、骨の形成に影響が出る。とくに、閉経後の女性や高齢者は骨粗しょう症の原因にも。

毛髪　毛髪の変化は、隠せない、避けられない

加齢による見た目の変化でいちばん分かりやすいのが、白髪でしょう。1本2本の白い毛髪をはじめて見つけたときのショックはともかく、染めたり隠したりするのが追いつかないくらいになってきたとき、気軽に友だちと会えない、街に出掛けるのも面倒になったりする人もいるのではないでしょうか。

今はグレイヘアとかいって、染めない隠さない白髪のありのままの姿をおしゃれとしてとらえる傾向もあるようですから、白髪姿も十分楽しめばいいと思います。

白髪の自分とどう付き合っていくか、高齢者といわれる年齢の女性たちの気持ちの切り替えしだいであり、男性は、薄毛・禿げをどう受け入れるか、これもひとつの老いのターニングポイントなのかもしれません。

白髪

加齢と遺伝

ほとんどの人は齢をとると、多いか少ないかは別として、白髪が増えてきます。それは単純にメラノサイトの働きが悪くなるからで、メラニン色素の生成が鈍くなって白髪が多くなっていきます。

髪は、髪の根元にある毛母細胞で作られています。「色素細胞（メラノサイト）」が作り出すメラニン色素が髪の内部に取り込まれることによって、ふつうは黒い髪となって生えてきます。それが、年齢を重ねるにつれて細胞の機能が弱まり、メラノサイトによる着色がされずに生えてきてしまうのが白髪です。

メラノサイトがうまく働かなくなる大きな原因が、加齢です。そしてもうひとつ関与しているのが、遺伝。

父親か、母親か、どちらかが若いときから白髪が多ければ、子どもも早く白髪になる、遺伝的影響が考えられます。ただし、遺伝するのは「白髪が生える」という遺伝子ではなく、「白髪が生えやすくなる」という遺伝子です。

「メラトニン」というホルモンは睡眠中に分泌されます。これには体内の活性酸素を除去する働きがあります。たっぷりと睡眠をとることは、体内の細胞の働きを正常化し、それにより白髪の生成を抑制することにもつながるのではないか、と言われています。

ストレスも大敵

白髪が増える原因は、加齢、遺伝のほかに、栄養不足、精神的ストレス、紫外線、睡眠不足などが挙げられます。

中でも、ストレスは白髪の原因物質である過酸化水素を増やすことが分かっています。強いストレスを感じると、体内で過酸化水素が大量に発生し、それが体内で過剰になると、メラニン色素を生成するチロシナーゼという酵素の働きが阻害されて白髪が増えてしまうのです。

ということは、白髪を増やさないようにするには、なるべくリラックスしてストレスを軽減し、体内の過酸化水素の増加を防ぐことが大切になります。

ストレスによる自律神経の乱れは、白髪だけではなく薄毛（禿げ）を引き起こすこともあります。白髪や薄毛、禿げなどの髪の問題を予防し、改善するためにもストレスの解消は大切です。

薄毛　脱毛

老化で、体全体の毛が薄くなる

働き盛りの40〜50歳代は、男性も女性も、体力の衰え、さまざまな変化を実感する年齢でもあります。頭髪も、例外ではありません。髪が細くなり、徐々に抜け落ちる本数も増加していく、それが目に見えて分かるのが、この年齢ではないでしょうか。髪や頭皮のエイジングを感じはじめるのは、もっと早いかもしれませんが……。

具体的には、髪は徐々に細く少なくなって、縮れ毛のように細かいうねり毛や白髪の割合が増えます。髪の毛が伸びるスピードが遅くなります。頭皮は薄く硬く動きにくくなり、皮脂の分泌が少なくなる傾向があります。

こういう髪や頭皮のエイジングは遺伝的要素が大きいのに加えて、ホルモンバランスの変化も影響していると考えられます。さらに、年齢とともに頭皮の匂いが気になる原因にもなっていると考えられます。

薄毛の原因に挙げられるのが、動脈硬化により血のめぐりが悪くなること。血液中にコレステロールがたまったり、動脈の弾力性が衰えることが関係しています。

さらに年齢が進んで、60歳を過ぎたあたりから、体毛や髪が薄くなります(老人性脱毛症)。原因は、老化により細胞の働きが低下するため。進行には個人差がありますが、脇毛処理をしなくても夏服が着られるようになるなど、誰にでも現れる自然な現象なのです。でも、体毛が薄くなるのはいいとしても、髪は気になりますね。

老化による抜け毛は仕方がないことですが、髪に悪影響を与える生活習慣や食生活によって、過剰に抜けてしまうことは避けたいものです。

禿げるきっかけは頭皮環境の乱れ

頭皮が汚れていたり、頭皮の皮脂量が多かったり、逆に頭皮が乾燥したりしてフケが大量に発生すると、毛穴が詰まり髪が正常に生える妨げになることがあります。生活習慣の乱れ、頭皮環境の乱れが影響して、禿げるきっかけを作っていることも。

「AGA」（男性型脱毛症）や「FAGA」（女性男性型脱毛）は、男性ホルモンが原因で引き起こされるといわれています。男性ホルモンがヘアサイクル（髪の毛の生え変わりの周期）に影響を及ぼすのです。

この男性ホルモンによる影響は、体質にも関係があります。

いずれにしても、男性も女性も、高齢になればなるほど薄毛や禿げと無縁でいるのは難しいといえます。

第3章 しびれと痛み

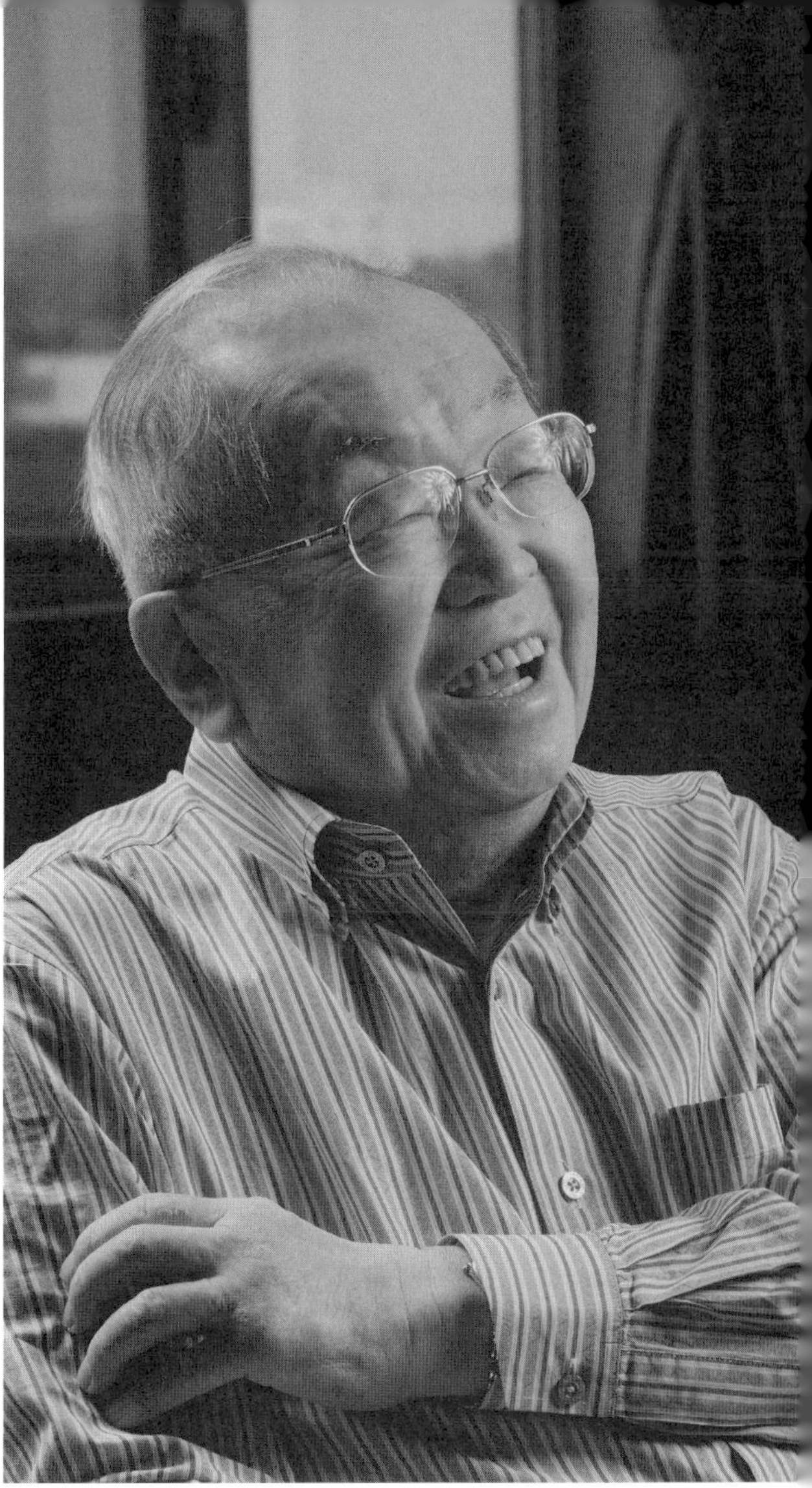

神経の衰え

しびれ

加齢とともに、手にも足先にも、しびれを感じることがよくあります。ビリビリ、ジンジン、ズキンズキンなどと感じ方はさまざまで、感覚が鈍くなる、力が入らない、こわばるなどの症状も、しびれにあてはまります。

人間の体にはすみずみまで、網目のように細かいたくさんの神経が張り巡らされていて、その中のどこかに問題が生じると、しびれが起こります。

例えば、肥満によってどこかが圧迫されても、しびれを感じます。指先から手首、肘、肩、首、脳を通る神経ルートのどこかに問題が起こると、手のしびれが発生します。つま先、足首、膝、股関節、腰、背中、首、脳という長い神経ルートのどこかに問題が発生すると、足のしびれが生じます。

血流が悪いとしびれは起こります。例えば、冷たい水の中に手を入れると、血管が縮んで手がジンジンするのは、血流が悪くなって感じるしびれです。糖尿病などの病気でもしびれが起こる場合があります。偏った食生活によるビタミン欠乏症でも、しびれが発生することも分かっています。

脳梗塞など、脳の疾患の最初の症状として現れることがあります。高齢者の脳は、体にほとんど影響が出ない程度の小さな脳梗塞が日常的に起こっていることもあるそうですが、放置していれば大きな脳梗塞につながる恐れもあります。朝起きたとき手足がしびれて、力が入らないなどの症状が急に表れたときは、注意が必要です。長く続くしびれをそのままにしておくと、症状を悪化させる場合がありますから、一度は医師に相談をした方がいいかもしれません。

しびれの原因はさまざま。複数が重なっていることもあるので、原因を特定するのは難しい症状といえます。しびれを起こしているもとの疾患や、大きな問題が見つからなかった場合は、うまく症状とつきあっていくしかありません。

身体を休めリラックスする、体を冷やさず温めるよう気をつける、水分をしっかり取る、姿勢をよくする、血流をよくするために適度の運動を続ける、バランスのよい食事を取るなど……。当たり前のことですが、こういった生活習慣の見直しは、さまざまな症状に対しても有効です。

手の震え（振戦）

自分の意思とは関係なく、手など身体の一部がブルブルと一定のリズムで動いてしまうのを振戦といいます。

寒さや緊張など、周囲の環境や心理的要因で起こる震えもありますが、これは一時的なもので、若くても高齢者でも誰にでも起こることです。

特定の姿勢を続けていると震えが生じることもあります。パーキンソン病やバセドウ病が原因で手が震える場合もあります。脳卒中の後遺症として現れることもあります。

震えを起こす病的要因がなく、原因がハッキリしないのに手が震えるのが「本態性振戦」です。

手の震えの多くはこのタイプで、悪化したり麻痺したりすることはない心配のない症状です。とはいえ、手の震えは歳のせいだからと簡単に片付けていると、重大な病気が隠れていたりすることもあります。一度はちゃんと受診して、調べてもらうことが大事でしょう。そのうえで、本態性振戦と分かったら、必要以上に心配したり落ち込んだり、いらいらすることはないのです。基本的に本態性振戦は震え以外の症状はありません。症状がひどくなっても手足が麻痺するようなことはありません。

多くの場合、安静にしているときには震えないのですが、何らかの動作をしている最中や、ある一定の姿勢をとったとき、例えば葬式などに参列した際に名前と住所を書こうとすると、手の震えが現れて、ひょろひょろの文字になってしまう、そういう高齢者は珍しくありません。気持ちに余裕を持って、手の震えと付き合っていこうと思えばいいのです。

疼痛

なんだか全身、あちこちが痛いと嘆く高齢者はとても多いと思います。

私も、最近になって、左手の甲や左側胸部に、それほど鋭くはないが、いやあな感じの痛みを感じることがあります。私は、ホメオパシー※のレメディ（薬）の中のレッドゥム（ledum）で凌いでいますが、これはいかにも老化現象だと思われます。

加齢に伴い、感覚が鈍くなります。皮膚の痛点の分布も減少し、高齢者は若者の約半分になるともいわれています。神経伝達速度も低下するので、痛みを自覚しにくい傾向があるのです。

でも、痛みに対して鈍感になるとされる一方で、高齢者の困りごとの訴えのいちばんは、身体各部の疼痛です。

※ホメオパシー　127ページ参照

骨・関節・筋肉の衰え

腰痛

高齢者の疼痛の原因でもっとも多いのが腰痛。多くの人が悩んでいるのに、実は腰痛の8割以上は、はっきりした原因が特定できないそうです。姿勢が悪かったり、長時間同じ姿勢でいたり、身体を緊張させる体勢をとっていたり、そういう日常動作が腰痛の引き金になっていることもあります。

高齢者の腰痛は、若い世代とは発症のタイプが違います。例えば、ぎっくり腰を起こしても、若い人は一過性の「急性疼痛」が多く、治療によって痛みを消すことができます。しかし、高齢者の腰痛は、一度発症するとなかなか治りません。再発を繰り返す「慢性疼痛」が多くなります。

また、若い世代は、安静にしているときには痛みがなく、動いたときに痛む「運動時痛」が主な症状の場合が多いのに対して、高齢者の場合は、腰痛に加えてほかの症状、例えば膝も痛い、首も痛いなどがみられることもあります。

高齢者の、腰痛を起こしていると思われる原因で多いのは、加齢によって骨や椎間板が変形して起こる、変形性脊椎症・腰部脊柱管狭窄症・脊椎圧迫骨折などが挙げられます。いずれも、骨や関節の間でクッションになっている軟骨が加齢によって弱くなったり、弾力性が失われたり、変形したりすることによって慢性的に腰痛が続きます。

まれに、大動脈解離や悪性腫瘍などの重篤な疾患が原因となることもありますから、たかが腰痛と侮ってはいけません。

変形性関節症

腰痛と同じように中高年に多いのが、膝の痛みです。原因は、「変形性膝関節症」。加齢によって膝軟骨がすり減り、痛みが徐々に増して日常生活にも不便をきたします。やがて自力歩行が困難になり要介護の状態になることもあります。

しかし、適切に治療すれば、症状を改善させ、進行を遅らせることが可能です。年のせいだからと諦めず、早めに整形外科を受診して、きちんと診察してもらうことが大切です。

膝だけでなく、股関節や手首や足首、手の指などの関節や、関節同士を結合する靱帯や筋肉と骨を結合する腱も、弾性が低下して弱くなり、関節はかたくこわばった感じがするようになります。柔軟性が失われていき、炎症を起こして変形するのは、高齢者特有の関節変形です。

関節リウマチ

関節痛を起こす病気には、関節リウマチもあります。免疫機能に異常が起きて、自分自身の細胞や組織を攻撃してしまう病気で、軟骨や骨が炎症を起こして破壊され、変形してしまいます。30～50歳代の女性に多く発症します。手指の関節が左右対称に変形し、息切れ、貧血、視力低下などの合併症を引き起こします。

骨粗しょう症

歳をとると、骨の密度が低下していく傾向があります。骨密度が減って骨が弱くなる状態を骨粗しょう症といい、高齢者の骨折の大きな原因になっています。とくに女性は閉経後にエストロゲンの生成量が減るため、骨密度の低下が急激に進みます。

骨密度は20歳前後をピークに、徐々に減っていきます。男性は80歳、女性は65歳になると約半数が骨粗しょう症と診断されているようです。

骨密度の低下の一因は、骨に強度を与えるカルシウム含有量の減少です。食事から吸収されるカルシウムが少なくなるため、カルシウム量が減少します。また、体のカルシウム利用を助けるビタミンD量もわずかに減少します。

骨がもろくなれば、ちょっと転んだだけでも折れやすくなります。とくに骨密度の低下の影響を受けやすいのが、大腿骨の股関節側骨端、腕の骨の手首側の骨端（橈骨、尺骨）、脊椎の骨（椎骨）など。中でも大腿骨の根元（大腿骨頸部）を骨折すると歩行能力が著しく低下し、そのまま歩けなくなってしまうことがあります。

転ばなくても、ちょっと無理な姿勢をとっただけで腰椎の圧迫骨折を起こしてしまった人もいます。

また、脊椎上部の椎骨の変化によって、頭が前に傾き、のどを圧迫します。その結果、飲み込むことが困難になり、窒息しやすくなります。

椎骨の骨密度が低下し、骨と骨の間の椎間板が薄くなり、脊椎が短くなります。これにより、高齢者はたいてい若い頃よりも背が縮むのです。

筋肉の痛み

運動やトレーニングをした翌日、翌々日に、腕やふくらはぎ、お尻などの筋肉が痛いと感じるのが筋肉痛。普段使わない筋肉が収縮するために起きるもので、ふつうは1週間程度で痛みはおさまります。

ところが、運動したり重いものを運んだりした自覚もなく筋肉が痛くなるのは、病気が原因のこともあります。

線維筋痛症（慢性疼痛）

全身に痛みを感じる病気に、「線維筋痛症」（慢性疼痛）があります。

50歳代の女性に発症するケースが多い病気です。症状には個人差がありますが、酷くなると湿度や温度の変化、音、爪や髪への刺激だけでも激痛が走り、日常生活さえも困難になる場合もあるようです。

リウマチ性多発筋痛症

運動していなくても起こりうる筋肉の痛みやこわばりに、「リウマチ性多発筋痛症」という病気があります。

原因ははっきりとわかっていませんが、細菌やウイルスなどから体を守るためにある免疫機能の異常で起きる炎症性の病気です。関節リウマチとは別の病気で、50歳以上の方に多く発症、65歳を過ぎた高齢の患者が多いと言われています。

筋肉量の低下

筋肉組織の量（筋肉量）と筋力の減少は30歳前後から始まり、それ以降、減り続けていきます。これは、運動不足や筋肉の発達を刺激する成長ホルモンと、テストステロンの量が減少することが原因です。

加齢の影響が原因で減少する筋肉量と筋力は、約10～15％以下と言われています。放っておくと、脚の筋肉は年2％のペースで減り続け、80歳になると30歳前後の半分以下になってしまうのです。でも、その10～15％を超える損失の大半は定期的に運動することで防ぐことができます。

サルコペニア

筋肉減少が激しく重度の状態をサルコペニアといいます。加齢だけではなく、病気または過度の運動不足が原因のこともあります。

例えば、ペットボトルのふたが開けにくい、横断歩道を、青信号の間に余裕を持って渡りきれないなど、加齢に伴って筋量が減少する病態のことです。単に筋量が低下しただけでなく、それに伴って日常生活のちょっとした動きに支障をきたすようになるのです。そして、要介護状態、転倒・骨折、死のリスクが高まります。

ロコモティブシンドローム

老化には、歩けなくなるリスクがつきまとっています。日本には寝たきり予備軍の老人があふれています。近年、ロコモティブシンドローム（loco-motive syndrome）ということが言われて、対策に力を入れるようになりました。

運動器の障害によって移動機能をはじめとして基本的な運動能力が低下し、日常の生活動に介助や介護が必要になったり、そうなるリスクが高くなっている状態をいいます。筋肉が減少するサルコペニアと違い、骨、関節、筋肉、神経を含めたすべての運動器の障害を指します。

運動器に障害が起きると、関節の痛みや動きの制限が生じて、バランス能力が低くなります。歩行能力が低下し、日常生活に支障が出ます。

ロコモティブシンドロームになる原因は、骨なら、骨粗しょう症やそれに伴う骨折、関節であれば変形性膝関節症、変形性股関節症、変形性脊椎症、脊柱管狭窄症などが考えられます。

さらに、ロコモティブシンドロームはフレイルを招く病態で、要介護のリスクが高い状態ともいえます。

フレイル

フレイルとは老化に伴って身体能力が低下し、健康障害を起こしやすくなった状態のことです。つまり、とくに病気や問題もなく自立した生活ができる健常な状態と、要介護になる前の中間的なところにある状態で、日ごろの生活習慣によって要介護に移行することもあり、逆に健常にも戻ることもできます。

適切に対処していかないと、運動器機能はさらに低下し、日常生活活動や社会参加の制限、生活の質（QOL）の低下、要介護の原因となり、最悪の場合は寝たきり状態になるおそれもあるのです。

じつは、私の戦友中の戦友である、初代総婦長を、ロコモティブシンドロームで失ってしまいました。一昨年のことです。長く一緒に働いてきた仲間ですから、命果てるときは一緒に……、なんて願っていたのですが、車椅子を使うようになったとたんに彼女はあれよあれよという間に弱り、召されてしまいました。

だから私は、今、下半身を衰えさせないための養生をしっかり行っています。

筋肉を衰えさせないためには、良質のたんぱく質である牛肉をできるだけ摂るようにしています。元々牛肉は好物でしたが、年齢とともにさすがに3センチもある厚いステーキには手が出なくなりました。そこで最近は1センチぐらいのステーキか、すき焼きといったところです。

また、骨の脆弱化を防ぐためには、吸収力の優れたカルシウムを摂ることも大事です。カルシウムとリンとの比率が2対1のものが、吸収されやすいといいます。となると昆布です。昆布といえば、私の最高の晩酌の友、湯豆腐の出し汁です。最近では、昆布の出し汁を余計に作ってもらい、ウイスキーのチェイサーとして多飲しています。

もうひとつ挙げるならば、毎朝の太極拳※です。

太極拳の場合は、好きで好きでたまらないからやっているのであって、決して下半身の強化のためではないのですが、あの体重移動がハッキリしていながら、それでいて流れる様な動きの套路《とうろ》（中国語）が大いに貢献しているのではないでしょうか。

※太極拳　135ページ参照

筋肉や骨の量は増やすことができる

骨量や筋肉量は、年齢とともに確実に減っていきますが、逆に、体操や運動をすることで、何歳からでも増やすことができます。

もちろん、若いうちから骨と筋肉を貯めるような生活習慣を心がけることは大事です。でも、高齢者といわれる年齢に入ってしまってからでは、もう遅い、ということはありません。50歳、60歳、70歳になってからでも筋肉や骨量の減少を抑えることができるし、増やすこともできるのです。

ただ注意しなくてはいけないのは、骨を鍛える運動と、筋肉を鍛える運動とは異なるということ。無理をしてかえって関節を痛めることのないように。

私は、できるだけ動いて下半身の筋肉に負荷をかけるようにしています。病院でもエレベーターは使いません。まとまった運動は毎日の太極拳くらいですが、素足にサンダル履きで歩いています。近くの居酒屋に、自分の足で歩いて行けなくなるのがいちばん悲しいですから。

骨を鍛える「骨トレ」

骨を強くするためには、「食事」「日光」「運動」が大事です。

骨はカルシウムでできています。骨を強くするには、原料となるカルシウムを積極的に補給することがいちばん。さらに、カルシウムの吸収を促進するビタミンDと、カルシウムが十分に骨に沈着するように働くビタミンKも重要です。カルシウムと、ビタミンDと、ビタミンK、この3つの栄養素を意識して摂取するのが、骨を強くするためには必要です。

ビタミンDは、不足すると骨がもろくなるだけでなく、糖尿病や高血圧のリスクも高くなると言われています。アジやサバなど青魚に多く含まれていますが、日光を浴びることで合成することができます。

ビタミンKは納豆に多く含まれています。

私の足腰を支えているのは、毎日の湯豆腐と昆布出し汁、牛肉です。


骨に、とくに垂直方向に刺激を加えると、骨量が増えて骨が強くなると言われています。縄跳びやジャンプがそれにあてはまるでしょうが、そこまで本格的でなくても、立ったり座ったりして、下半身の骨に体重を加えるだけでもいいのです。また、かかとをあげてその場でストンと落とす「かかとおとし」も、骨を強くする簡単な「骨トレ」になると、テレビなどでも紹介されています。

骨に衝撃や重力をかけることは、骨の中にある骨細胞を活性化させることになります。

さらにこの骨細胞は、全身の臓器を活性化させるような信号を送るので、骨を強くし、さまざまな老化も防ぐことになるのです。

筋トレ

年をとると筋肉細胞の数は減っていきますが、太くすることはできます。また、新しい細胞の元になる幹細胞を筋肉細胞に変えることもできます。

その方法が筋トレ。中でも生活機能の維持に必須なのが足腰の強化です。立ち上がる力を支える、腿の前とお尻の筋肉を鍛えるトレーニング、「スクワット」が最適です。

次に大事なのは、速く歩く機能です。高齢期に入ると、歩くスピードが落ちる、速く歩けなくなると、その後の寿命が短くなるというデータもあります。

速く歩けるようにするには、脚を前に振り出すときに使う腸腰筋を鍛えることが大事です。これは、腹筋の奥にあります。同時に後ろに蹴るような力も強化しながら、日常生活でも積極的に歩きましょう。

あまり張り切りすぎないで、できる範囲で続けてください。

第4章 そのほかの変化

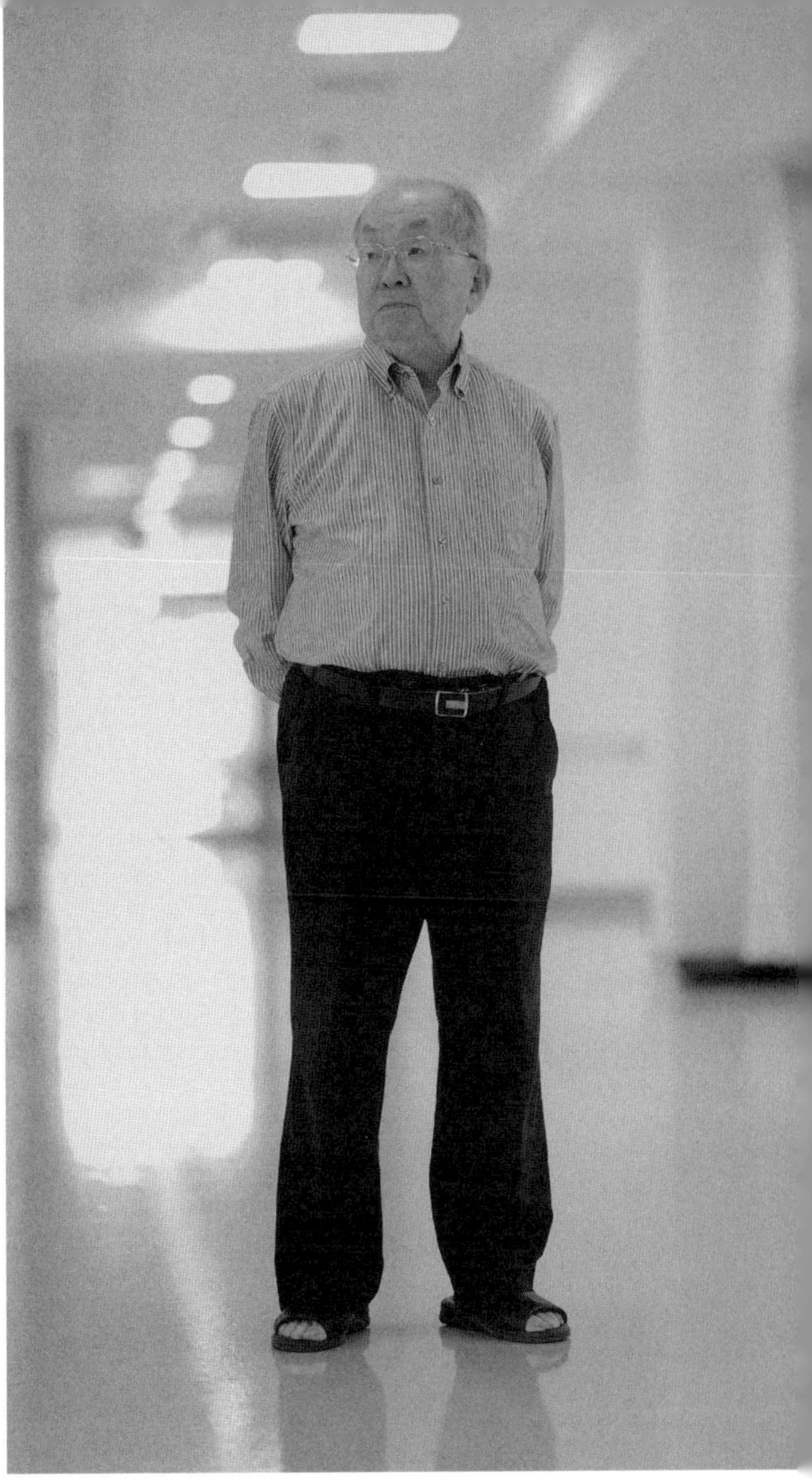

消化器系の衰え

逆流性食道炎

高齢になるにつれ、小食になったという人もいます。無理のない自然の摂取量に従って食べていれば、とくに高齢者に目立つ胃の病気はありません。

増えるのは、逆流性食道炎です。

さらに、便秘や下痢も、若いときよりは頻度が高くなります。そして老人特有の消化器症状に起因する嚥下性肺炎も増えてきます。

逆流性食道炎とは、胃の内容物（主に胃酸）が食道に逆流して、食道に炎症を起こす病気。食道と胃のつなぎ目に下部食道括約筋という筋肉があり、食物が通過するとき以外は胃の入り口を締めて、胃の内容物が食道に逆流しないように働いています。この筋肉が緩むと胃から食道への逆流が起こるようになります。

下部食道括約筋が緩む原因には、加齢による変化、胃内圧の上昇（食べ過ぎ、早食いなど）、腹圧の上昇（肥満、衣服による締め付けなど）、高脂肪の食べ物の摂り過ぎなどが考えられます。

健康な人でも胃酸の逆流がみられることはありますが、時間が短いため問題になることはありません。逆流の時間が長くなると、食道の粘膜は胃酸より弱いため、食道に炎症を起こすようになります。

この病気は成人の10～20％がかかっていると推定されており、中でも中高年、高齢者に多くみられます。適切な治療を受けなかった場合には、症状が持続することにより生活に支障をきたすこともあります。

増える便秘

便秘の悩みも、高齢になると増えてきます。これにも、加齢に伴う体のさまざまな機能低下が関係しています。中でも、便秘との関係が強いのは、腸の働きの低下と、便を押し出す力の低下です。

食べ物は消化管で消化・吸収されてから、最終的に大腸にたどり着きます。大腸では筋肉が働いてぜん動運動を起こしながら、腸の中の内容物を運搬します。年齢を重ねると、筋力の低下やぜん動運動に関わる自律神経の乱れなどが生じやすく、便がスムーズに運ばれにくくなり、大腸の中に留まりやすくなってしまいます。

排便は、少しお腹に力をかけ腹圧（お腹の中の圧力）を高めることでスムーズにできますが、ところが、この一連の動作に関わる筋力も、加齢の影響を受けて低下してしまうことが多く、便を十分に排泄できなくなります。

もともと女性は、生理前に便秘になりがちですが、更年期を経て閉経すると、黄体ホルモンの直接的な影響による便秘は少なくなります。一方で、女性ホルモンの分泌低下によって自律神経のバランスが乱れやすく、かつ、更年期にはさまざまなストレスが加わりやすいため、再び便秘を引き起こしやすくなります。

便のもとは食事です。食べる量が少なければ、便の量が減って大腸への刺激が低下してしまうために、便が大腸に留まりやすくなります。

例えば、運動量の減少が挙げられます。体を動かすことがおっくうになり、運動量が減ると消費エネルギーも少なくなって、お腹が空きにくくなります。

また、歯周病などのケアが不十分だったり、入れ歯の調子が悪いなどで噛む力が弱まり、食べにくくなることもあるでしょう。さらに高齢になると、食に対する関心が低くなる人もいます。

同時に、食物繊維の摂取量も少なくなるかもしれません。食物繊維は排便や腸内環境を整える重要な働きがあるので、不足すると便秘を招く要因になります。

水分が足りない

加齢によってのどの渇きを感じる機能が低下してしまうため、水分摂取量が減少します。便の水分も減るため便が硬くなって出にくく、便秘がちになります。

運動量の低下の影響は食事量の減少だけではなく、大腸のぜん動運動の低下も招きます。

そして筋肉量の減少や筋力低下も招き、動くことがおっくうになる負のスパイラルに陥る恐れもあるのです。

腸の中で肛門に近い直腸に便が到達すると、便意を生じます。ところが高齢になると、直腸に到達した便の存在を感じ取る感覚が低下してしまいます。そのため、便が肛門の近くまで降りてきているのに、便意が生じず、直腸に便が溜まってしまうこともあるのです。この便意の低下による便秘が多いとも言われています。

さらに、年齢とともに病気を抱え、いろいろな薬を服用する人が増えていきます。その薬の副作用で便秘が起きることもあります。

例えば、抗コリン作用のある薬（せき止めや、頻尿、ぜん息、うつ病などに使われる薬の一部）は、便秘を起こしがちです。高血圧や胃薬、鉄剤などにも便秘の副作用があるものがあります。自分が服用している薬の副作用を事前に確認・理解し、状況に応じて医師や薬剤師に相談しましょう。

トイレ問題

失禁　頻尿　ちょこっと漏れ

頻尿、尿失禁など排尿についてのトラブルも、よくある老化現象です。咳やくしゃみをしたとき、急に走ったりしたときに尿が漏れる（腹圧性尿失禁）、トイレに行くまでに間に合わずに尿が漏れてしまう（切迫性尿失禁）、などに悩まされます。

腹圧性尿失禁は、膀胱から尿道につながる出口の部分の尿道括約筋がゆるんでくるのが原因です。女性は、出産や加齢により膀胱や尿道を支える骨盤底の筋肉が弱くなりやすいので、更年期頃から、頻尿や、尿意を感じてから我慢できない尿漏れ、尿失禁の悩みが多くなります。歳のせいだと諦めないで、泌尿器科を受診することを勧めます。

男性は、50代になる頃から加齢とともに前立腺肥大の症状が出はじめます。前立腺が肥大すると、尿道が圧迫されて尿が出にくくなるとともに、排尿時間が長くなります。ノロノロとしか尿が出ないだけでなく、排尿しきらない感じ（残尿感）があるときは、前立腺肥大を疑ってみる必要があるでしょう。また、最後の一滴の吹っ切れが悪くて、ズボンに尿のしみがついたりすることも、よくあることです。

前立腺が肥大するのは加齢による変化で、これが予防の決め手だというものは明らかになっていませんが、コレステロールの多いものを食べ過ぎないように、とアドバイスをする専門医もいます。

小生の場合は、頻尿も尿失禁もほとんど経験していません。夜間排尿も、1回か2回、時にはまったくないこともあります。これらは、すべて前立腺が小さいことに起因しています。何故小さいのか、すべては豆腐のイソフラボンのおかげです。休肝日無しの晩酌の友は、50年来、湯豆腐です。イソフラボンの連日投与ですから、これは大きいと思っています。

睡眠の悩み

不眠　眠りが浅くなる

年齢とともに睡眠は変化します。

健康な人でも高齢になると、眠りが浅くなり、中途覚醒や早朝覚醒が増加します。また睡眠を妨げるこころやからだの病気にかかると、不眠症や睡眠時無呼吸症候群などのさまざまな睡眠障害が出現します。原因に合わせた対処や治療が必要です。

いちばんの変化は、多くの高齢者は若い頃にくらべて早寝早起きになることです。これは体内時計の加齢変化によるもので、睡眠だけではなく、血圧・体温・ホルモン分泌など、睡眠を支える多くの生体機能リズムが前倒しになります。

高齢者の早朝覚醒は病気ではありません。眠気が出たら床につき、朝方に目が覚めて二度寝ができないなら、床から出て朝の時間を有意義に使えばいいだけです。

第二の変化は、睡眠が浅くなることです。睡眠脳波を調べてみると、深いノンレム睡眠が減って浅いノンレム睡眠が増えるようになります。そのため尿意やちょっとした物音などでも何度も目が覚めてしまうのです。

退職したり、配偶者と死別したり、一人暮らしになったなどの心理的なストレスに加えて、外出が極端に減り、メリハリのない日常生活になったり、こころやからだの病気、その治療薬の副作用などによって、不眠症などの睡眠障害にかかりやすくなります。

また、狭心症や心筋梗塞による夜間の胸苦しさ、前立腺肥大による頻尿、皮膚掻痒症によるかゆみ、関節リウマチによる痛みなどによる不眠など、高齢者に不眠が起こりやすい要因はたくさんあります。またそれらの治療薬によっても不眠・日中の眠気・夜間の異常行動などの睡眠障害が生じます。

高齢になると、うつ病・認知症・アルコール依存症なども多く、これらの精神疾患によっても睡眠障害が生じます。早めの専門医への受診が必要です。

高齢になるととくに運動不足や夜勤などが不眠を招いたり、カフェインの入った飲み物やアルコール類でも睡眠障害が生じることがあります。

睡眠導入剤を取り入れる

夜眠れないのはつらいこと。年老いてくると、どうしても不眠になりがちです。寝付きが悪い、眠りが浅くて、スグ目が覚める、それがどんなに辛いものか、不眠に悩んでいる人がいたら、周囲の人はよく知ってあげることが大切でしょう。

「誰にもわかってもらえないと、つらさが強くなって、余計にいらいらして不眠がひどくなるのです」と、『「老いる」とはどういうことか』で河合隼雄さんも書いています。

私自身は、70代までは不眠の経験は皆無でした。80代になっても毎晩晩酌を欠かさないので寝つきはすこぶるよかったのですが、時々、夜半に目覚めて、しばらく眠れないということが起こるようになりました。晩酌が終わり、入浴して床につくのが午後9時すぎ。夜半に一度目覚めて小用を済ませ、午前3時半に起床します。ずっと、寝つきはいいと自負してきたのですが、最近、夜半の小用のあと、眠れなくなることがあるのです。これが老化ということなのでしょうか。

睡眠薬を服用しようかと思いましたが、一度も使ったことがないので、そのまましばらく眠り続けるなんてことになると大変だと思い、アミノ酸のグリシン製剤のグレナ（味の素）を服用してみました。最初は、効果にばらつきがあったのですが、最近は何となく落ち着いてきました。

歳をとると、眠ることに苦労する人は多いようです。世界の果てまで探検に出かけていく、豪快な椎名誠《しいなまこと》さんでも眠れない悩みを抱えていたとは、『ぼくは眠れない』（新潮新書）という本を読むまで、まったく知りませんでした。椎名さんは、不眠解決法を見つけようと、睡眠についていろいろ調べたけれど、結局、有効な答えは見つからず、「くすりなどを使わず根本から正常睡眠に戻していこう、などという方針は捨てた」と書いてありました。

私はといえば、そういうときは白隠禅師《はくいんぜんじ》の「内観の法」※をすればいいと、あちこちで話しています。理論的にはこれで眠くなるはずなのですが、かえって頭が冴《さ》えてしまったりするんですね。

ですから、これをやるのはやめました。別に眠れなくてもいいと思っていましたが、最近は、椎名さんの結論と同様、睡眠導入剤のようなものを飲んでいるというわけです。痛風の薬を毎日2錠、高血圧症の薬を毎朝夕に計3錠、服用していますから、薬を飲むことに抵抗がありません。

眠れないというのはストレスになります。痛いとか、眠れないとか不快なことがあれば、我慢することはないと思います。うまく薬を使って解決すればすむことです。

※「内観の法」　仰臥（ぎょうが）したまま両脚を伸ばして強く踏みそろえ、呼気に合わせて臍下丹田（せいかたんでん）、腰脚足心に気を満たしていくというものです。

脳が衰える

物忘れ、生理的健忘か、認知症か

どんなに忘れっぽくなっても、それなりにかかわらず日常生活ができれば、認知症と判断することはできないと思いますが、社会生活や家庭生活に重大な支障をきたすようなら、それは病的な物忘れかもしれません。

例えば、今まで毎日当たり前のように作っていた料理の作り方、手順が分からなくなった、洗濯機の前で、どうやって使うのか思い出せないで呆然とたたずんでいる、そういう場合には認知症かもしれません。

病的な物忘れは、アルツハイマー病、あるいは脳血管性認知症など、認知症を生じる疾患がもとにあります。アルツハイマー病による物忘れは、その状態や頻度が、必ず進行・悪化していきます。3年前より1年前、1年前より現在のほうが明らかに、物忘れの程度が進行しています。

一方で、年齢に伴う心配のいらない物忘れは、生理的健忘と呼ばれ、加齢に伴って生じる生理的な状態、誰にでもみられるもの。人や物の名前がなかなか出てこなくても、その症状は、1年たっても悪化しないでしょう。

アルツハイマー病では、経験したこと全体を忘れてしまいます。例えば、1カ月前に入院したことや、1週間前に家族旅行に出かけたことなどは、すっぽり忘れてしまいます。直前の記憶があやふやになり、進行すると最近の記憶に障害がみられ、さらに進むと昔の記憶も忘れてしまいます。昔のことはよく覚えているといわれますが、そうでもないのです。アルツハイマー病では、症状が進行すると自分の生まれた場所や卒業した学校も忘れてしまいます。

歳のせいの物忘れは、経験したことの一部、あるいは細かいところを思い出せないことが多いのです。1カ月前に入院したことは覚えているが、何階の病棟に入院したのか思い出せない、旅行に行ったことは覚えているが、旅館の名前を思い出せないなどです。ヒントを与えると、「あーそうだった」と思い出せるのも特徴です。

認知症の症状は、理性などをコントロールしている脳の前頭葉《ぜんとうよう》などの機能低下が原因で、怒りや不安感が高まりやすくなる場合があります。

「温厚な人だったのに、今は別人のように変わってしまった」など、言動や感情表現に攻撃的な要素が加わり、客観的に見ても性格の変化が感じられることもあります。

また、近所のスーパーや公園など、行き慣れた場所に出かけたのに、帰り道がわからなくなるとか、自宅に帰ってきても、それが自分の家だと認識できないことも認知症に起こりやすい特徴です。

例えば、台所で使っていた砥石がいつもの場所にない。家族総出で探し回ったあげく、ずいぶん時間がたってから、とんでもないところから見つかる、本人は「そんなところに仕舞うはずがない」と言い張るとか、流しの下や冷蔵庫の中にキャベツが何個もあるのに、また今日もキャベツを買ってきたなど、認知症の人の物忘れに関する逸話は山ほどあると思います。

認知機能の種類

記憶力

物事を覚えておくための能力が記憶力です。意識しなくても日常的に使用している能力で、話の内容を記憶しながら会話をする、夕食に使う食材を思い出しながら買い物するなどの行為は、全てこの記憶力によって行われています。

記憶のステップには、特定の情報を脳の中に記憶として取り込む「記銘」、記銘した情報を長時間記憶に残す「保持」、そして保持された記憶を必要に応じて思い出す「想起」の3段階があります。

歳をとると誰でも記憶の機能が衰えて、覚えるのに手間がかかるようになりますが、認知症になると覚えること自体ができなくなります。そして認知症がさらに進行すると、覚えていたことも忘れていきます。

言語能力

相手が話す言葉や書く文字を理解したり、言葉を用いて自分の意思を伝えたりする能力が、言語能力です。

他人とコミュニケーションをとるために重要な能力で、この機能が衰えると、はじめは、相手の言うことや書いてある文章を理解するのに時間がかかる程度の症状ですが、能力低下が進むと、聞いた言葉は理解できるが言葉を口に出して話すことができない「運動性失語」と、話はできるけれど言い間違いが多かったり、話の内容が理解できていないでとんちんかんな会話になってしまう「感覚性失語」の現象が起こります。

判断力

さまざまな状況に対応して判断する能力のことで、具体的には、物体の状態やかたちを把握する「空間認識」、年月日や自分の状況を把握する「見当識」、特定のことに集中する「注意力」などが含まれます。

見当識の衰えは、まず年月日・曜日・時間の認識が低下し、季節に合った服装が選べなくて、夏でも冬のセーターを着てしまうなどの現象が現われます。

さらに進行すると、場所の認識が低下し、自分のいる場所が把握できず迷子になる、自宅のトイレの場所が分からないなどの問題が起こります。最終的には人の認識ができなくなって、家族やよく知っている人に会っても、誰なのかが分からなくなります。

目や耳などに異常はみられないけれど、物体を認識できない、普段歩き慣れている道が分からなくなる、などのことを「失認」と言います。運動障害が見られないにもかかわらず、日常生活で普通に行っている行動ができなくなる「失行」が起こります。

計算力

数字を理解し計算する能力が計算力。数学や算数に限らず、時計を見て時間を把握する、時間配分を考える、予算を考えながら買い物をするといった能力は、全てこの計算力に該当します。

計算力が衰えると、小学校低学年で習うような簡単な足し算や引き算ができなくなり、家計の管理や買い物が困難になります。レジで「合計○○○円です」と言われても、どの硬貨を何枚出せばその金額になるのかが分からずに、まごまごすることも。その結果、買い物では1万円札など大きな額のお札ばかり使うようになり、財布の中に小銭が大量にたまりやすくなるのです。

遂行力

目的を成し遂げるために使う能力のことです。

仕事や家事をするとき、行程や優先順位を頭の中で考えながら行動します。特に意識していなくても、料理をするにはまず食材を準備し、包丁やまな板を取り出し、食材を切り、炒めながら別の料理の下準備も進める、というように遂行力を働かせながら行うものです。

この機能が低下すると、順序だてて物事を行うことが難しくなり、次に何をしたらいいのか分からなくなります。料理が作れない、携帯電話のかけ方が分からない、掃除の仕方が分からず部屋が常に散らかっている、ということもみられるようになります。

また同時に2つのことができない、自発的な行動ができないのも遂行力の低下が原因です。

認知機能の衰えには個人差がある

認知機能が老化するいちばんの原因は加齢です。60歳を過ぎると認知機能が少しずつ衰えるといわれています。

加齢以外の病的な原因には、アルツハイマー病やピック病、レビー小体型の認知症などといった神経の変性疾患、脳梗塞や脳出血などの脳疾患、クロイツフェルト・ヤコブ病などの感染症などのさまざまな病気が挙げられます。また、甲状腺機能低下症や、ビタミンB12欠乏症、脱水など、内科系の病気も原因となることがあります。

ほかにも、統合失調症やうつ病といった精神疾患、抗不安薬や睡眠薬、抗うつ薬などのさまざまな薬剤の服用を続けていることも、認知機能の低下の原因になるとされています。これらの原因により脳の神経細胞が正常に稼働しない、あるいは衰えることによって認知機能は老化していきます。

高齢者の認知機能の衰えには、非常に個人差があります。遺伝、ストレス、体調、精神状態などの内因的な因子に加え、それまで生きてきた中で積み重ねられた、教育、職業、趣味、周囲との人間関係など、多くの因子が複雑に絡み合って、脳に影響を与えているからでしょう。

私は子どもの頃から、記憶力がいいほうでした。学校でも、暗記ものが得意で、自信もありました。医学部に進んでからも、この記憶力に助けられました。

ところが、80歳を過ぎてから、自慢の記憶力が低下してきました。漢詩や、養生訓や言志四録の一節を誦じたりすることは、苦労せずにすらすらとできるのですが、人名がダメなんです。

講演の途中で、その人の話をしようと思って、顔は浮かぶのですが名前が出てこない……。先日も「ええと～、あの～、その、皆さんもよくご存知の、あの有名な落語家さんと対談したときに……」となりました。立川談志《たちかわだんし》さんの名前が出てこなかったのです。

しかし、多くの場合は、10分もすれば突然思い出すから、不思議です。

この歳になるとほとんどの会話が、「あれ」「これ」「それ」と言うだけで通じ合うので笑えるのですが、こういう、人やものの名前がすんなり出てこないことが、認知症のはじまりかどうかは分かりません。でも、私はまったく気にしていません。認知症も老化現象のうちには違いないのですから。

忘れるというのは、そんなに悪いことではないのではないでしょうか。

歳をとると、過去のいいことばかりを覚えていて、昔はよかったという気持ちになりがちです。しかし、そんなふうに、昔を懐かしんでも意味がありません。いくら歳を重ねても、大事なのはこれからです。この先の人生の生き方だと思うのです。

記憶力がだんだん低下していくのは、昔のことはもういい、成功も失敗もいっぱいあったけれど、そんなことは忘れてもいいよ、大事なのは未来だよ、と教えてくれているように思うのです。

加齢に伴う心理的変化

うつが増える？

アメリカの研究では65歳以上の高齢になると、何らかのうつ病的な障害が認められるという報告を聞いたことがあります。日本でも、高齢者のうつ、心に元気がなくなる状態が、認知機能の低下とならんで高齢者の重要な問題だと言われています。

五木寛之《いつきひろゆき》さんの『林住期』（幻冬舎文庫）の中に、「うつ病は、第三の人生、すなわち五十歳から七十五歳までの二十五年間において、もっとも陥りやすい難病です」と書かれています。五木さん自身がうつっぽい傾向を持っておられたようですが、「うつ病は予防することができない病気」「うつという状態こそは、人間が生きていく上で欠かすことのできないひとつのエネルギーの姿」と書いています。

うつは人生の光と影の陰の部分で、光があれば影があるのは当然のこと。「うつをえたいのしれない怪物のように恐れないことである。人はうつと共に生きるのだと覚悟すること」と、五木さんは言います。

とはいえ、うつっぽいのと、病気のうつとは区別がつきにくいのです。うつ病なら、専門家の治療を受けるのは当然でしょう。

高齢者にみられるうつは、他の年齢層とは異なる特徴がいくつか指摘されています。加齢に伴って、自分が思っている以上に身体機能が低下したのを実感したとき、定年退職などで、それまでの社会的な役割や立場が失われたと感じたとき、不安や孤独感が、精神機能の低下を招くのでしょう。

それに、同世代の親しい友人や、兄弟、配偶者との死別を経験することが重なると、強い喪失感を味わい、やがて、生きがいの喪失や孤独感の増強につながります。

高齢者の精神機能の低下は、さまざまな要因が複雑に絡み合っていることが多く、これがうつ病を誘発する可能性も指摘されています。

脳卒中の後遺症で片麻痺を生じてしまった人が、うつ病を併発するという話もよく聞きます。そうなると、リハビリテーションの意欲がなくなり、運動能力の回復が遅れてしまい、なかなか回復しないことがさらに不安や絶望を引き起こし、うつを悪化させることにもつながるのでしょう。

老いはネガティブではない

一般的に高齢者は、頑固で、保守的傾向が強くなるともよく言われます。他人に対して厳しくなったり、疑いの感情を抱きやすくなることもあるかもしれません。

加齢に伴う心理的特徴の根底には、老いに伴う自分自身の身体の変化、社会環境の変化から取り残される孤独感、焦り、死への不安など、さまざまなことが関わり合っているのだと思います。

老年になると公の活動から遠ざけられる

老年になると肉体が弱くなる

老年になるとほとんどすべての快楽が奪い去られる

老年になると死から遠く離れていない

ローマの政治家・であり哲学者のキケローは、著書『老年について』（岩波文庫、中務哲朗訳）で、老人に対して言われているこれらのことに対して、実はそうではないと反論をしています。

「老人は若者よりも遥かに大きくて重要なことをしているのだ。肉体の力とか速さ、機敏さではなく、思慮・権威・見識で大事業はなしとげられる」

その通りだと思います。若者のような速さ、機敏さはもうありませんが、そんなこといではないですか。

私の好きな貝原益軒《かいばらえきけん》は『養生訓』で、「老後は、わかき時より月日の早き事、十ばい」と言っています。「一日を十日と、十日を百日として」過ごせと言っています。

若いときに一日でできたことを、歳を取ると十日もかかってしまう……、それでもいいじゃないですか。マイペースで、ゆっくりじっくり歩いていけば、若いときには見えなかったものも見えてくるのです。

とはいえ、人生も後半になると身体中の老化が進みます。昨日できたことが今日はできなくなるのですから、無力感が起きてくるのは当然です。生きていても何もできない、もう生きるのは面倒だと思ってしまう人もいるかもしれません。

老化と向き合いながらも、前向きに過ごしていくにはどうすればいいのでしょう。

何をするのにも人からやらされたのではない、自分がはじめたこと、行動の主人公は自分だと自覚すること。精神の自律です。

もうひとつは、他者との交流を大事にすること。自分を認めてくれる相手がいる、自分に関心を持ち感謝してくれる人が、必ず周りにいます。それを知るだけでも、自分の存在意識を取り戻すことができると思います。

どうも、高齢者の加齢に伴うよからぬ心理状態が、誇張して話し立てられるきらいがあるのではないかとも思っています。

例えば、頑固で、すぐ怒る、猜疑心、不安、孤独感など、高齢者が全員こうなるかのように言われがちですが、人によるのであって、決してすべての老人共通のものではありません。歳を取ったらだれもがそうなるのではありません。

私の大好きな太極拳の楊名時《ようめいじ》先生などは、このようなネガティブな心理状態はひとかけらもありませんでした。そういう人生の先輩たちの様子をお手本にして、自分の老いと向き合っていきたいものだと思っています。

第5章

老いを認めて、なお楽しく生きる

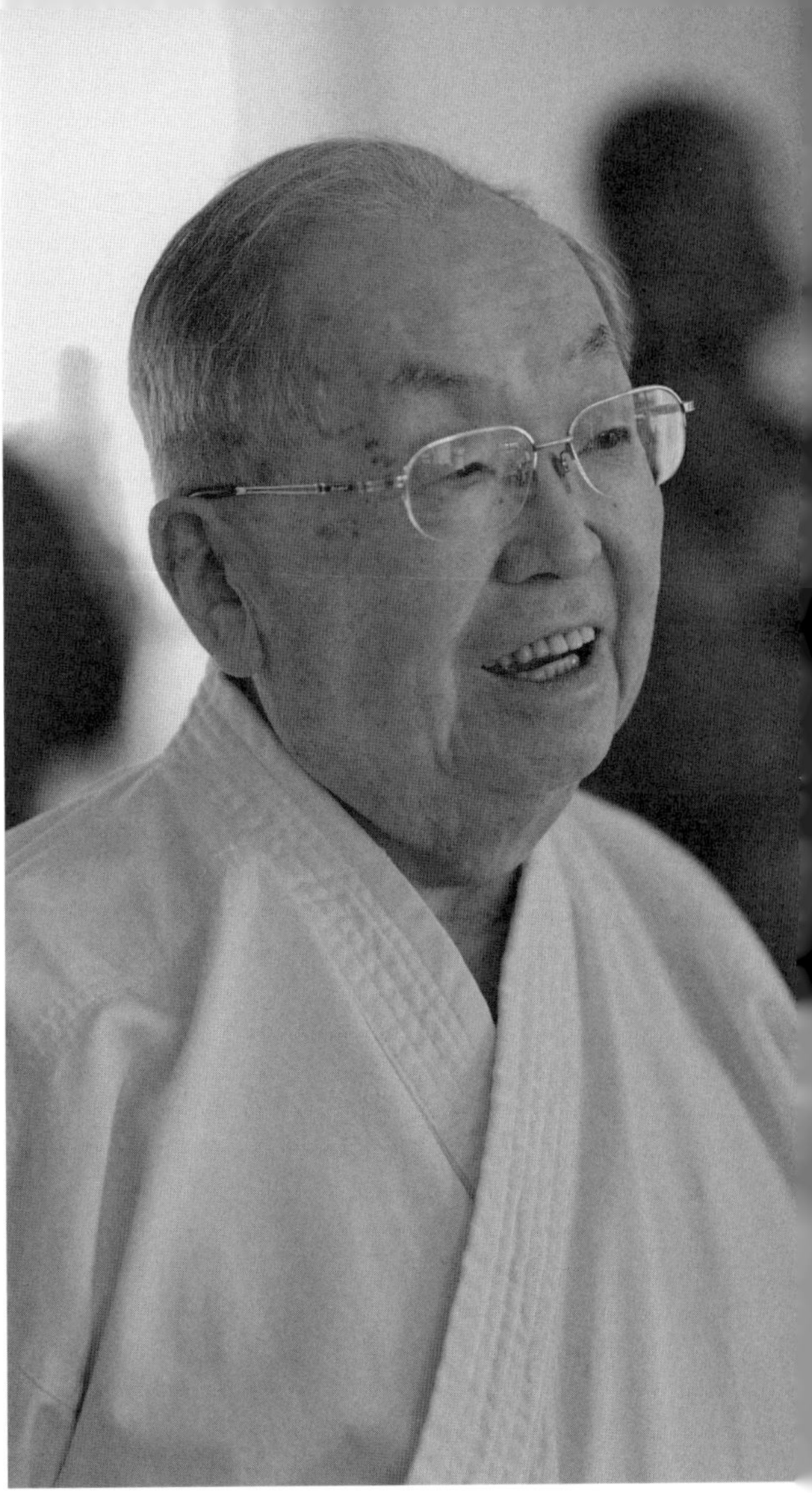

死は終わりでなく、旅立ちである

貝原益軒は、江戸時代に83歳まで生きた人で、「人生の幸せは後半にあり」という考えの持ち主でした。著書『養生訓』にも、「人は50歳にならないと後悔することも多く、人生の道理も楽しみもわからない」と書いてあります。

私も、まったく同感です。

人生が円熟期を迎えるのは50歳を過ぎてからではないでしょうか。人生100年時代を迎えているとすれば、まさに50歳からの後半が実りを収穫する時期なのです。

ただ、この後半は、老化が忍び寄ってくる時期でもあります。老いとどう付き合うかが、「人生の幸せは後半にあり」と言い切れるかどうかの分かれ目になります。

老化は自然の摂理です。体中のいろんな機能が衰えていき、やがて「死」に至る過程です。「死」を考えるのは、「生きる」を考えること。死は誰にでも必ずやって来ますが、忌まわしいものでも避けるべきものでもありません。今からその日を迎えるのが楽しみでたまらないほど、希望に満ちた「旅立ちの日」です。
決して、老いさらばえてボロボロになり、朽ち果てるというのではありません。日々命のエネルギーを高め続けて勢いよく、「虚空《こくう》」の世界、死後の世界に向かって出発する、極めて積極的なものだと思います。

私の患者さんの中には、例えば、腎臓の働きが悪いからとガッカリして、「だめだ、だめだ」とこぼす人もいます。歳をとってくればだれでも衰えるのだから、このくらいのことなら大丈夫、と私は言うのですが、神経質な人もいるのです。

私自身、自分の人生が華やかになってきたと感じたのは60歳を過ぎてからです。でも、その頃はまだ、自分が死ぬとは思っていませんでした。思えなかったのです。70代になってはじめて、「今日が最後だと思って生きよう」と思いました。

そして、80代になってから、やっと死を現実視するようになったのです。向こうの世界に行くのが楽しみになってきたのは、ここ3〜4年のことです。特に、一昨年、私の長年の相棒だった初代総婦長がなくなってから、心からそう思うようになりました。

前にも少し書きましたが、彼女は、私の病院のために尽くしてくれた大功労者です。車の運転が得意で、東京育ちだから東京の道に詳しく、私の足になってくれていました。川越の病院から、池袋のクリニックへの往復は、いつも彼女が運転する車で移動していました。

私とは同い年ですが、79歳の時、さすがにもう体力の限界だから、引退させてくださいと言われました。

彼女は、何年か前に変形性股関節症を患って手術したのですが、病院の中を一日中走り回るように活躍していたときと違って、その頃は歩くのがキツイ様子でした。でも、病院の仕事をやめてからも、私が移動するときには、いつも車での送り迎えだけは続けてくれていたのです。

あるとき、車をこすってしまったのをきっかけに、免許を返納したのですが……。活動範囲がぐんと減ったとたん、あれよ、あれよという間に気持ちが落ち込んで、元気がなくなってしまいました。

「もう死にたいわ、先生一緒に死んでよ〜」と、彼女は、何かにつけてそう言うようになりました。

私は「何言ってんだよ」と……、そんなやりとりが1回、2回、3回と続き、今度そう言われたら、私も一緒に死んでもいいかなと思うようになってきました。そうこうしているうちに、彼女はあちらに召されてしまったのです。

それからです。私にとって死は親しいものになってきました。

向こうの世界には懐かしい人たちがいっぱいいます。会いたい人たち、呑み仲間もたくさんいますから、会えると思えば、そこに行くのは少しもこわくありません。

自分の死に方をイメージする

五木寛之さんは、「理想の死に方は野垂れ死にだ」「死後の世界に希望を抱きながら逝くのであれば、どこでどんな風に死んでもいい」と言っています。私よりも4歳くらい上なのですが、とても元気です。

私はといえば、あの世への旅立ち方のイメージがいくつかあります。

ひとつは、まだ陽のある夕方、仕事を終えて居酒屋の店先の、暖簾に手をやったとき、そこでバタッと倒れて、事切れる——。

それを立川談志師匠に話したら、「それはへえるときか、出るときか」と、聞くから、「へえるときさ」と答えました。談志さんが生きているときですから、10年以上前のこと、私が70歳になったか、ならないかの頃でしょうか。

その後に考えたのが、仕事中、病院の廊下を歩いていて、突然前に倒れ込む私を、ちょうど前から来た看護師が抱きとめてくれて、私は彼女の胸に顔を埋めて息絶える……。何とも幸せな旅立ちではないでしょうか。

どちらの場面も捨てがたいのですが、こうやって自分の最期をイメージして楽しんでいます。

死後の世界を確信

死後の世界はあるのか、ないのか、昔対談で、いろんな人に会うたびに、死後の世界について聞いてみたことがあります。

「誰もけえってきた奴はいねえからなぁ。余程よいところなんだろう」と答えたのは、立川談志さんです。

私はホリスティック医学をはじめてから、患者さんと一緒にいろいろな治療戦略を立てています。代替療法も含めて、あらゆる治療法を紹介し、相談しながら、患者さんが納得のいく方法を模索していきますが、患者さんとは戦友のような関係になるのです。

その戦友のような人が亡くなると、必ず見送ります。すべての処置が済んでから担当の医師に呼ばれて、ご家族と一緒に患者さんの顔を黙って見ているのですが、例外なく、全員が、すごくいい顔になっていく、見違えるような穏やかな顔になっていくのです。

どういう風にして表情が変わるのか分かりませんが、この世のおつとめをはたして故郷に帰る、安堵の表情といえるかもしれません。故郷というのが死後の世界、穏やかで安らかに、ホッとしたようないい顔で最期を迎えます。それを見ていると、どうももうひとつの世界があって、そこに向かって旅立つのではないかと思うようになりました。

そのもうひとつの世界こそ、地球、宇宙すべてを含んだ偉大な空間「虚空」なのでしょう。宇宙をすべて抱え込んでいるエネルギーが非常に高い「場」です。死んだあとヒトは、虚空に帰っていくと思っています。

晩酌とともに昆布の出し汁

今年の2月で87歳になりましたが、おかげさまで健康です。婦長の例もあるので、気をつけているのはロコモティブシンドローム、下半身が駄目になると生活すべてが駄目になるので、それだけは避けたいと思っています。

下半身の衰えを防ぐためには良質のたんぱく質が必要だから、よく牛肉を食べています。

それと、骨を強くするためにカルシウムを取ろうと考えて思いついたのですが、楽しみであるウイスキーのロック割りのチェイサーとして、昆布の出し汁を飲むことにしたのです。

私は毎晩、病院の仕事が終わると、湯豆腐で1杯やっています。湯豆腐を作るときの昆布が体によさそうだと、病院の栄養科長に言ったら、その出し汁を多めに作ってくれるようになりました。昆布の出し汁を、ひと晩に4～5杯は飲んでいます。

年に2回、病院で健康診断を受けていますが、私の数値は決して誇れるものではありません。

例えば、肝機能の指標となる「ガンマ―GTP」が、20年間ぐらい高値で安定しています。エコーで検査すれば「脂肪肝」だと診断されます。でも、そのこと自体、私は気にしていません。数値が多少悪くても、生命《いのち》が躍動していれば健康だというのが私の考えですから。

ところが、85歳になったとき、健康診断の数値に変化がありました。ガンマ―GTPが正常値に近いところまで下がりました。エコー検査でも、脂肪肝が見つかりません。検査結果を届けてくれた看護師さんが驚いて、「先生、一体何をしたんですか」と私に聞いてきました。

休肝日なしで毎日飲むのは、相変わらず続けていますし、酒量にも変化はありません。

ライフスタイルで変わったことは何もないのです。

変わったと言えば、数年前から、会食のとき、付き合いで何でもきれいに平らげるのをやめたことくらい。食べたい物だけを食べるようにしています。体重は3キロほど減りました。

もしかすると、それがプラスに働いたのかもしれません。昆布の出し汁と、好きなものだけを食べる、この二つが数値を改善させたのかどうかわかりませんが……。

脳梗塞は避けたいから

10年以上も前のことですが、五木寛之さんと飲んでいたとき、免疫学の東大名誉教授・多田富雄《ただとみお》先生が、金沢で公演後に脳梗塞で倒れたという話を聞きました。直接面識はないけれど、多田先生は好きな人です。命は助かったけれど、右半身が効かなくなったそうです。

私はそれを聞いてから、血液をさらさらにするというサプリメント、ナットウキナーゼを飲み始めました。納豆を食べるのもいいけれど、手軽なサプリメントを選んだのです。私は、脳梗塞だけは避けたいと思っているからです。昔は脳梗塞で、あっけなく亡くなる人も多かったと思いますが、今は、命は助かることが多い、その代わり、片方の手や足が麻痺して動かない、喋れない、残りの人生に介護が必要になるケースを山ほど知っています。何より、酒が飲めなくなります。命はあっても、生きている内容が大きく違ってしまいます。

その何年か後に、婦人雑誌で、私の身体を全部検査して公表するという特集が組まれたことがあります。

検査後に脳外科の先生が電話してきて、「高齢になると、たいていラクナ梗塞というごく細い血管の小さな詰まりがいくつか見つかるのだけれど、帯津先生にはひとつもない、何か特別なことをしているのですか」と聞くのです。私は、こういうわけでナットウキナーゼを摂り続けていますと答えたのですが……。

梅肉エキスも摂るようにしています。ただ、ねっとりしていて酸っぱくて食べにくいので、飲めるタイプのものに代えました。それ以外に何が変わったのだろうかと考え続けて、思いついたことがこれらです。

コレステロールの値が少々高めの人のほうが長生きしている、という説もあります。年齢や体質、環境などによって、ひとりひとり健康的な数値は異なります。元気であれば、それがその人の正常値。足りないと思ったら、手軽にサプリメントで補えばいいとも、私は思っています。

じたばたしない

血液検査の数値もそうですが、私は、大抵のことは放っておいていいのではないかと思っています。

曹洞宗の住職でもある枡野《ますの》俊明《しゅんみょう》さんが、著書の『仕事も人間関係もうまくいく放っておく力』（知的生きかた文庫）で、99項目にわたる「放っておく」方法を書かれていました。

枡野さんは「人間関係はもっとドライでいい。むやみに『関わらない』」と書いているのですが、確かにそうだと思います。そのために必要なのが、「『一人の時間』を豊かに過ごす」ことだと書いてありました。

「一人の時間」を持てる人は、むやみに「関わり」を求めないということです。私にとっての一人で豊かな時間は、朝3時半に起床して、4時半までの間です。

心をすり減らさないために、「やたらに『反応しない』」というのもいいですね。そのためには「情報の入り口を時々ふさぐ」とあります。私は無駄にテレビやネットは見ません。特に嫌な記事、心が暗くなる記事は積極的に読まない、それを実践しています。

そして大事なのは「目の前の仕事に没頭する」こと。これは本当にその通りだと思います。目の前の仕事こそがわが道と思えば、余計なものは目に入らなくなります。

さらに、「得意なことを磨き上げる」と言っています。得意なことに力を注ぎ、苦手なことは放っておけばいいというのです。ちなみに今、私が磨き上げたいのは、太極拳ですね。

「人は『本来無一物』」と説いているのも、納得できます。本来、事物はすべて空であるから、執着すべきものは何一つないという意味の禅の言葉です。

私の場合は、死ぬその日まで立ち働いて日銭を稼ぎ、その金で晩酌を楽しみたいと思っています。それだけで十分です。

ホリスティック医学

私が私の病院で追い求めているのは、ホリスティック医学です。病気の部分だけでなく、人間を丸ごと見るホリスティック医学は、場の医学。場は生命の源ですから、生命場を見る医学です。

人と人との場、人と自然との場、人と物と周りのすべてのものとがうまくつながり合って、この3つ全体の調和を取り戻すのです。

からだ(BODY、身体)、こころ(MIND、心)、いのち(SPIRIT、生命)の3つが一体となり、人間丸ごとそっくりそのままとらえる医学です。

生命の場にあるエネルギーが低下したとき、人の身体に本来備わっている能力(自然治癒力）が働いて、病気を治すことができるのです。よい場には、治癒力があるというアメリカでできた考え方です。

からだを見るのは、西洋医学、こころはいろいろな心理療法で扱い、気功もその中に入ります。いのちは、中国医学やホメオパシー、代替療法の中にあります。ただし生命については化学が解明していないから、エビデンスがありませんが……。

ホメオパシー

私の病院では、いろいろな代替療法を取り入れていますが、その中のひとつがホメオパシー、ドイツの医師、サミュエル・ハーネマンによって体系化された治療法です。

最大の特徴は、西洋医学のように高熱には解熱剤、化膿したら化膿止めを用いるというような、症状を抑える療法ではないことです。

ホメオパシーの基本は、すべての症状に対し、それに似た作用を起こす薬・レメディを投与する治療法です。

レメディの原料は、すべて自然界の物質で70％は植物です。これをアルコール溶液で希釈して小さな粒に吹き付けます。これを口の中で溶かし、口腔粘膜から吸収させるものです。

例えば、熱が出たら、さらに熱をあげるようなレメディをほんの少し口に含ませて、戦う力の後押しをします。似たものが似たものを治すのです。発熱などの状態に合せて薬を変え、濃度をどんどん薄くしていきます。

発熱は、体内に入ったウイルスなどの外敵に対して、免疫力が働いて生命力が戦っている状態のこと。それぞれ人が持っている力、免疫力を上げていくやり方です。みんなが同じ解熱剤を使うのではなく、自分の力で治すのです。これこそ、生命の場のエネルギー・場の医学だと思います。

「ホメオパシーでがんという病を治す」のではなく、「ホメオパシーはがんになった人を癒す」のです。「自分は何をしたいのか」というような希望を持って、命の場のエネルギーを高めていきます。呼吸法や太極拳、気功、食養生、自然治癒力などで、場のつながりをより深めていきます。その場自体に治癒力がある、というのがホメオパシーの考え方です。

自然治癒力

免疫という言葉は、よく聞くと思います。身体の中に異物が入ってきたとき、それを排除しようとする身体の防御システムのことです。人間には、身体に好ましくないものを排除する力（自然免疫）と、その場の条件や環境にあわせて獲得する（獲得免疫）とがあります。

自然治癒力というのはもう少し奥が深く、免疫よりももっと司令塔のような位置になるのですが、だれも研究していません。

新型コロナウイルス騒動の時、だれもかしこも、自粛、自粛と言うばかりで、自然治癒力を高めるためにどうしたらいいかなどということは、誰も言いませんでした。生命の場に焦点を当てて、気功などでダイナミズムを生み出すようなライフスタイルをアドバイスするとか……。自分のやり方でいいから、場のエネルギーを高めるように心がけるとか……。テレビにも、週刊誌にも出てきませんでした。

自然治癒力は、誰でも持っていますし、昔から、その存在は分かっていました。

ちょっとした傷は、特に治療しなくても自然に治ります。ただ、医学の進歩とともに、自然に治るから放っておけばいいなんていうことは、無知で、陳腐な考えだと排除され、表舞台から消えかかりました。

しかし、病が自然に治るのは隠しようもない……。

例えば、がんの手術で胃を全部切り取ったあと、食道と腸を縫い合わせてつなぐのですが、自然治癒力があるからちゃんとくっついて機能が回復するわけです。外科の進歩によって、自然治癒力の存在が見直されることになりました。

自然治癒力を無視するわけにはいかないと、今は誰でも思っているでしょう。

免疫力を上げるために

ウイルスが身体の中に入ってきたとき、それを防御できる人と、できない人がいます。

それは免疫力が違うからです。

体温が下がると免疫力は落ちます。免疫を正常に保つのに一番いい体温は36・5度。1度下がると免疫力は30％下がり、1度上がると、免疫力は3～5倍に上がるそうです。みんなが自分の免疫力アップに努めれば、新型コロナウイルスも怖くないはずだと思うのです。

今免疫力を高めるために、すぐにでもできるのは、温かいものを食べて、体温を上げることです。私が好きな湯豆腐と熱燗は、毎夜、身体も気持ちも温めてくれています。

身体が冷えたら、風呂に入る、そして日常的に、まめに身体を動かすことも体温を上げるいい方法です。

そして今よく言われているのが、腸内環境を整えることです。腸内環境が悪いと免疫細胞の力が低下します。ヨーグルトなどの乳製品だけでなく、味噌や醤油、納豆、ぬか漬けなどの日本の発酵食品にも乳酸菌は含まれていますから、私も積極的に摂るようにしています。

新型コロナウイルスもそうですが、ウイルスや菌を必要以上に不安がることはありません。もちろん感染しないようにマスクや手洗い、換気などは必要です。

でも、いつでもどこでもマスクさえしていれば大丈夫というわけではないでしょう。どこにウイルスが飛んでいるかをイメージして、それを避けるようにマスクをつける。手洗いも、何度もアルコール液を振りかければいいわけではありません。私も含めて高齢者たちは、毎年流行するインフルエンザなども乗り切って、ここまで生きてきました。

これまでの知恵と経験を生かして、自分の身体のわずかな変化に耳を傾けましょう。ヘンだと気付いたら無理をしないで休む。早め早めの対応、自分の弱いところを知ってそれを補うことが、もっとも大事です。長い人生を生きてきた人だから、できることだと思います。

養生

養生の本来の意味は、生活に留意して健康の増進を図ること。病気の回復につとめること――ですが、私は、貝原益軒、白隠禅師、儒学者の佐藤一斎《さとういっさい》という、江戸時代の3代養生の書物に書かれていることを組み立てて、私流の養生を考えました。

それを基本にして患者さんに説いたり、一緒に行動に移しています。先人の教えの中で、自分に合うものや、抵抗なく受け入れることができることを選んで、実践すればいいと思っています。

攻めの養生

私が日頃、提唱しているのは攻めの養生です。従来の養生が身体を労り、病を未然に防ぐ守りの姿勢なのに対し、攻めの養生では生命のエネルギーを日々、高めつづけて死ぬ日を最高にします。そして、その勢いで死後の世界に突入するのです。

攻めの養生をしているなと感じるのは、老いてもなおはつらつとしている人です。そういうひとはみんな姿勢がしっかりしています。

「どのような姿勢がよいかと言えば、もっとも楽に呼吸ができる姿勢」「横隔膜の動きを制限していない」と、気功の達人・鵜沼宏樹《うぬまひろき》さんは著書『一日の簡単気功レシピ』（春秋社）に記しています。

心の養生

老い、体力の衰え、すべてを受け入れて、毎日の生活の中で希望を抱き、心をときめかせる、これがいちばんだと思っています。大きな希望ではありません。美味しいものを食べて、心から「うまい」と思い、好きな人と会ってドキドキしたり、新しいことをはじめてワクワクしたり、ちょっとしたことに毎日心をときめかせていると、生命の場も高まっていきます。

お酒も養生

からだにいいからと、好きでもない大して美味しくないものを無理して食べて、100歳まで生きるくらいなら、毎晩すき焼きやステーキを食べて87歳で死ぬ方がよっぽどいいと、私は思っています。食べることも、飲むことも、大いなる喜びとともにありたい……。

お酒は身体にいいと思っていますから、私は一日たりとも欠かしません。「朝の気功に、夜の酒」、仕事が終わって、夕方ホッとして、今日も終わったと1杯飲む、これが最大の楽しみです。飲むなら堂々とおいしく、ときめいて飲む、それが酒を百薬の長にする飲み方です。

楊名時太極拳

私は毎朝、病院の中の道場で、患者さんと一緒に気功をやっています。もう40年以上続いているでしょうか。気功にはたくさんの種類がありますが、一般的なものを12種類、患者さんに提供してきました。患者さんはその中から自分に合ったもの、抵抗なくできるものを選んでもらいます。

その中で私がいちばん好きなのが、楊名時太極拳です。

苦痛からの解放であるからだの健康、情念からの解放であるこころの健康、そして、利己主義からの解放であるいのちの健康、この3つの健康の定義を満たしていると思うからです。

ゆっくり行う全身運動によって巻き起こされる自律神経の調和は、さまざまな疾病を防いで、苦痛を解放してくれます。無心で動作を行うことで、邪念や雑念などの情念から開放してくれます。

仲間と呼吸を合わせて動作を行うことは、もっといいことです。知らないうちに他者への思いを身につけていくことができる、利己主義からの開放です。

ここのところのコロナ騒ぎで、しばらく病院の道場は閉鎖していましたから、その間私は、誰もいない道場で、毎朝一人で太極拳を続けてきました。5分程度、一連の動きをゆっくり噛みしめるように行うだけですが、これをやらないと私の一日ははじまりません。

太極拳はもともと武術です。その一挙手一投足は攻撃と防御からなります。ただ、武術と違うのは、意識する相手が人間ではなく虚空だということ。これまで生きてきた自分の生命を、虚空のいのちの中に広げていく、これが楊名時太極拳だと思っています。

呼吸法

長い間気功を続けながら分かったことは、気功とは生きながらにして生と死を統合するための方法論である、ということ。生と死の統合は、私が度々言っている虚空と一体になることです。

虚空と一体となるための方法として、私が考案したのが新呼吸法「時空」です。気功法と丹田呼吸法をもとにして編み出しました。

予備功から収功まで、6つの段階の一連の動作は30分ほどですが、基本は、吐く息に心をこめる「呼主吸従」です。

まず「ハッ、ハッ、ハーッ」と、3回に分けて、息を全部吐き出します。私は口を開けずに鼻から吐きますが、口から吐き出してもかまいません。

吐いたあとは、フウーと1回大きく息を吸います。このときは鼻からです。

これは「呼主吸従」の「三呼一吸法」で、吐く息を重視してしっかり吐き出すことで、副交感神経を高めます。交換神経が優位になりがちな現代人には大事なことだと思います。

座ってやっても、立ってやってもどちらでもかまいません。息を吐きだして、天の空気を大きく吸い込む――、それだけで気持ちが落ち着きます。

「よい行いをして、健康で、長生きする」

「よい行いをして、健康で、長生きする」、これは養生訓で貝原益軒が言っている人生の3つの楽しみです。

「年老いたら、自分の本来の楽しみだけに専念すべきである。ほかのことに気を遣ってはいけない」とも、書いてあります。そしてその楽しみは、「世俗の楽に非ず。只、心にもとよりある楽だ」とも。

私の楽しみは、出張の前後に都内のホテルに泊まった際に、のんびりとした時間を過ごすことです。朝食からビールを飲んだり、神保町で、時間が許す限り古書を眺めたり……。

いや、私のいちばんの楽しみは、やっぱり欠かすことのない晩酌です。

長い人生経験を糧として、精神的に穏やかになっているはずのお年寄り、心からやりたいと思ったことを成し遂げ、自己実現してきた人は、きっと場を高めてきたのだろうと思います。

場を求めて虚空に帰る、場を高めるのに手遅れということはありません。

もし、後悔の念にさいなまれるようなことがあったとしても、過去を振り返って、暗い気持ちで暮らすのが、いちばんよくないと思います。反省すべきことがあれば、今後はそれを改善して生きることを考えていけばいいのです。

死に臨んで、これまでの生に満足し、虚空に帰る喜びを感じられるようにするのが、本当の健康法ではないでしょうか。

若い頃から積極的に死について考えていく、死とは何か、自分はどういう死を迎えたいか、そのためにどう生きればいいか、よりよく生きるために努力をすることで、自然に場が高まっていき、自然治癒力が必ず増してきます。生きる間の目標を達するためには、肉体的に健康でいた方がいい、私が望むのは、そういうライフスタイルです。

帯津式　養生12か条

第1条　できるだけ歩く

　高齢になっていちばん避けたいのが、足腰が弱ったために、それまでの活動範囲が狭まることでしょう。運動が、健康で長生きする基本だということは誰にでも分かります。でも大事なのは、無理な運動はしない、自分のペースで好きなように、ということです。

　病院にいるとき、私は12時間以上拘束されていますから、まとまった散歩など到底できません。毎朝の病院の道場で気功や太極拳を続けているのが、足腰のためにもいいに違いないと信じています。

第2条　気功を身につける

気功は、副交感神経を働かせてリラックスすることができます。いくつも種類がありますが、何でもいいので、自分に合うものを見つけてください。椅子に浅く腰掛けて背筋を伸ばし、ゆっくり吐き出してから、大きく吸い込む――、気功の基本は呼吸法です。吐くのは鼻からでも口からでも、どちらでもいいのですが、気持ちを込めてすっかり吐きだすのがコツです。

第3条　旬のもの、地場のものを食べる

その時季、その土地のエネルギーがいちばん豊富に詰まっているのが、旬のもの、地場のものです。冬には冬に収穫できるもの、夏には夏に採れるものを積極的に身体に取り入れましょう。

第4条　好きなものを少し食べる

「好きなものは薬である。しかし飽食はよくない」――、これは貝原益軒の『養生訓』に書いてあることです。好きなもの、美味しいものを食べるのは、養生の基本、でも腹八分に、が肝心です。

第5条　酒をたしなむ

私の養生に、酒は欠かせません。適量を守れば、お酒はからだにいいのです。副交感神経が優位になってリラックスできるし、免疫力が上がります。身体を温める、脳の働きも高めてくれます。必ずしもお酒は身体に悪くない、ただし飲み方が問題だということです。

第6条　早寝早起き

早寝早起きは命のエネルギーを高めます。私は今、遅くても朝4時には起きています。朝は活動の効率がいいし、仕事もはかどります。これは自然のリズムです。夜は9時に寝て、睡眠時間は6時間半ほど、それで十分。

第7条　いつも希望とときめきを

最大のときめきは恋、という人もいるでしょうし、私の場合は仕事終わりの1杯のビール（あるいはウイスキー）と、原稿書きですか。それと、「青雲の志」、徳を修めて聖賢の人になろうという志です。

聖賢の人というのは、常に生命のエネルギーをあふれ出させている人のこと。立身出世ではありません。生を超えて死語の世界も貫く志のこと、生きがいです。いのちのエネルギーを高め続ける、青雲の志を抱き続けたいと思っています。

第8条　生きる悲しみ（旅情）をかみしめる

生きていれば誰でも悲しみを背負うし、不安です。明るく楽しいばかりではない、そういうことを認めた上で、旅に生き、旅に疲れて、一人死んでいく、これも理想の死に方です。

第9条　この世は品性を磨くための道場と心得る

命のエネルギーを高めるための養生とは、品性を高めることに通じます。人間は本来、歳を重ねるごとに上品になっていくはずです。心の問題を意識して品性を高めていきましょう。

第10条　折に触れ死を想う

死を語ることをタブー視したり、避けるのではなく、身近な問題として意識してください。死を思い、死に対するイメージを固めると、品性も生まれるし、旅情もわいてきます。

第11条　我が弱点をサプリメントで補う

健康診断の結果や遺伝的な体質を知り、自分の弱点を知ったうえで、サプリメントなどで補えばいいと思います。栄養は食べ物から摂るべし、と決めつけないで、気軽に考えましょう。

第12条　いい場に身を置く

これは養生で一番大事なことです。エネルギーの高い場に身を置くことが、自分のいのちのエネルギーを高めることになります。いい人間関係の中に身を置いてください。ちょっと苦手な人、嫌だなと思う場面には無理していなくてもいいのです。「この人いいな、好きだね」と思った人と付き合ってください。

老化も死も、特別なことではありません。

死ということに常に思いを寄せて、その日が来たら、ためらうことなく死後の世界に突入していくぞ、そういう気概を持つことこそ、最強の健康法になるのだと思っています。日常のほんの少しの心がけが、歳をとっても健康を保ち、いのちのエネルギーを高める最大の秘訣。寝たきりにだけはならないように、最期まで達者で、お迎えが来たら、勇んで、ときめきながら虚空を目指し、死後の旅に出ようではありませんか。

おわりに

ホリスティック医学の道に分け入って37年。ホリスティック医学の道に入って初めて養生をはっきりと意識したのですから、養生の道を歩んで37年と言ってもよいのですが、気功との最初の出会いはわが初訪中の１９８０年9月の北京ですから、すでに40年を超えています。

私が昔、上海市立気功研究所をしばしば訪れていた時、感動的な動きを見せる気功の名手をつかまえては

「あなたは気功を何年やっておられるのですか？」と尋ねますと、皆さん、異口同音に

「40年です！」と答えるのです。

「えっ！　40年？」長いなぁ！　40年やらないと一人前になれないのかあ、と切歯扼腕したものですが、自分が40年を経験してみると、どうということはありません。淡淡と続けて来ただけですから。

すでに人口に膾炙した言葉ですが、まさに、継続は力なりです。その40年を振り返って、いま思うことは、自然治癒力を高める最大の要因は心のときめきです。だから心のときめきのチャンスはかならず物にしていただきたい。私自身の場合は晩酌、講演、執筆、太極拳、恋心といったところです。

次いで食養生につきましては、自分の食に対する理念を育てることです。私の場合は、好きなもの、すなわち酒類、刺身、湯豆腐、すき焼き、からすみ、ウィスキーのチェイサーとしての昆布の出し汁、白菜の浅漬け、コーンスープなどが中心です。

最後の気の養生については、白隠さんの教えに従って、生きながらにして虚空と一体となる功法をアレンジしました。
新呼吸法「時空」です。そして楊名時太極拳で生と死の統合を目指します。

2023年5月吉日

帯津三敬病院名誉院長　帯津良一

STAFF

企画・編集…………オフィスふたつぎ

執筆協力……………前みつ子

デザイン・DTP………WHITELINE GRAPHICS CO.

写真撮影……………ヒゲ企画

校　正………………宮原拓也

帯津 良一（おびつ りょういち）

医療法人直心会帯津三敬病院名誉院長。1936年2月17日埼玉県川越市に生まれる。東京大学医学部卒業、医学博士。東京大学医学部第三外科に入局し、その後、都立駒込病院外科医長などを経て、1982年、埼玉県川越市に帯津三敬病院を設立。そして2004年には、池袋に統合医学の拠点、帯津三敬塾クリニックを開設、現在に至る。日本ホリスティック医学協会名誉会長。日本ホメオパシー医学会理事長。西洋医学に、中医学やホメオパシーなどの代替療法を取り入れ、ホリスティック医学の確立を目指している。主にガン患者さんを中心に治療にあたり、講演や講義も多く行っている。著書は『代替療法はなぜ効くのか?』『健康問答』『ホリスティック養生訓』など多数あり。その数は100冊を超える。現在も全国で講演活動を行っている。

人生100年時代を楽しく生きる
帯津式養生12か条

2023年5月25日　初版第1刷発行

著　者……………………帯津良一
発行者……………………伊藤良則
発行所……………………株式会社 春陽堂書店
〒104-0061
東京都中央区銀座3-10-9　KEC銀座ビル
TEL：03-6264-0855（代）
https://www.shunyodo.co.jp
印刷・製本………………ラン印刷社

本書へのご感想は、contact@shunyodo.co.jp

ISBN978-4-394-90447-2　C0047